医家理论

与

中医文化

孙相如　何清湖 / 著

中国中医药出版社
·北 京·

图书在版编目（CIP）数据

藏象理论与中医文化/孙相如，何清湖著.—北京：
中国中医药出版社，2017.10
ISBN 978 - 7 - 5132 - 4239 - 4

Ⅰ.①藏… Ⅱ.①孙… ②何… Ⅲ.①脏腑—
研究 Ⅳ.① R223.1

中国版本图书馆 CIP 数据核字（2017）第 112648 号

中国中医药出版社出版

北京市朝阳区北三环东路 28 号易亨大厦 16 层
邮政编码 100013
传真 010 64405750
山东百润本色印刷有限公司印刷
各地新华书店经销

开本 880×1230 1/32 印张 7 字数 182 千字
2017 年 10 月第 1 版 2017 年 10 月第 1 次印刷
书号 ISBN 978 - 7 - 5132 - 4239 - 4

定价 38.00 元
网址 www.cptcm.com

社 长 热 线 010-64405720
购 书 热 线 010-89535836
维 权 打 假 010-64405753

微信服务号 zgzyycbs
微商城网址 https://kdt.im/LIdUGr
官 方 微 博 http://e.weibo.com/cptcm
天猫旗舰店网址 https://zgzyycbs.tmall.com

如有印装质量问题请与本社出版部联系（010-64405510）

序言

‖ 中医多奇伟，瑰丽珍宝待发掘

　　中华文明伊始，中医药学就诞生在这片广袤的东方土地上了。千百年来，无数中医先贤前赴后继、皓首穷经、传承发扬、审时度势、革新技艺，共同构筑了博大精深的中医药学理论体系及汗牛充栋的经验技术和知识内容，这一奇伟医学的护佑也正是中华民族能够繁衍生息、长盛不衰的重要因素。中医药学之所以能历久弥新、沿用至今，得益于其高瞻远瞩的思想理念、得益于历代医家反反复复的临床实践、得益于先贤前辈无吝无私的传承弘扬、得益于后来学者不囿执念的争鸣交流、得益于屡有天才贤者能不拘一格突破创新，而最为根本的是得益于优秀中华传统文化的熏陶浸润，最终成就了这样一门汇集自然科学、人文科学、社会科学、哲学思想为一体的医学学科，也才使得其思想、理念、技术、方药既能经历时代涤荡不断传承，又能一直与时俱进焕发生机。习近平总书记评价中医药学说："中医药学凝聚着深邃的哲学智慧和中华民族几千年的健康养生理念及其实践经验，是中国古代科学的瑰宝，也是打开中华文明宝库的钥匙。"习总书记的话字字珠玑道破了中医药学的历史地位及其所蕴含的价值意义。对于这样一门学科，有太多的奇珍异宝亟待我辈医人发掘和继承。

‖ 藏象如明珠，摩挲拭尘图明光

藏象理论宛若中医药学宝库中一颗璀璨的明珠。她的产生、发展及演化与整个中医药学知识理论体系息息相关、紧密相连。作为中医药学重要的核心理论，在历史上面对不同时期、不同社会环境、不同人文背景、不同地域人群所具有的不同生理病理特性等差异，藏象理论总是能随着甚或引领着当时、当地医家学派进行医学理论的革新与改良，从而使中医药技术能与时俱进从而适应当下的实践需求。也可以说，每一次中医药学理论的发展——从治则、治法、组方、用药以及对人体生理、病理的认识，每一次进步都围绕着藏象理论展开，甚至藏象理论成为所有中医药学理论改进的基础和开端。从这一认识上来看，对于藏象理论的发生、发展及其演化的研究对整个中医药学发展来说有着重要的代表性作用和启示意义。然而随着中西方交流的推进，西方的文化认识和科学主张逐步成为世界主流，唯科学主张甚至唯西方论调也在中国开始了长达百余年的喧嚣。这些主张和论调理所当然地影响了中医药学理论的研究和创新，尽管不可否认在这一过程中确有不少可取可赞的研究成果。但无疑，随着中华传统文化土壤的日渐贫瘠、传统哲学思想阵地的日渐坍缩、传统国学技艺氛围的日渐萎靡，原本植根于中华大文化环境下的包括藏象理论在内的一系列中医药学理论并不能得到良好的继承、传播，也并没有看到能令业内外欣喜称赞的研究成果。基于此，我们想暂且抛却依然火热的自然科学视角，换一个角度、换一种思维，用历史的眼光、从中华传统文化的角度切入，尝试展现藏象理论这颗明珠的文化光辉。

‖ 师徒协心力，教学相长著文章

这本书的产生，脱胎于在导师的指导下完成的博士研究生论文——《藏象理论的文化基础研究》。而这一博士研究生论文的产生，则是我们师生二人在不断探讨、不断交流、不断著述的过程中形成、拓展、完善的。在该论文长达 4 年的研究过程中，导师通过指导著述、传授思想得以教学相长，学生通过文献研究、理论学习得以夯实基础，师生二人协力聚智完成了该论文研究。得益于师生共同的努力，这项研究在尚未完成之前就已经获得诸多成绩——撰写 8 篇论文在省级以上核心期刊发表；3 次参加中华中医药学会举办的全国优秀博士生论文评选均获得奖项；取得省级研究生创新课题 1 项等。凡此种种，固然离不开学生的刻苦努力，但更离不开导师的心血浇铸。然而，与成绩和荣誉相比，更难能可贵的是师生二人在学术研究过程中所收获的成就感。对于老师、学生而言，恐怕没有比学术上的进步带来的收获更令人欣喜满足了。

‖ 治学无止境，抛砖引玉飨同道

本书尽管脱胎于《藏象理论的文化基础研究》这一博士学位论文，最终经过修改、完善、充实而命名为《藏象理论与中医文化》成著，这一命名更为贴合成书内容，也更能指归和聚焦读者对该书的认识与印象。但总体来说，作为脱胎于博士研究生论文的著作，该书学术性较强，同时强调思想性、文化性，旨在通过对藏象理论文化内涵、渊源的发掘，为中医药学理论研究及中医药文化研究提供新的视角、思路与方法。总而言之，学术的探索永无止境，该书的观点、思想俱是一家之言，希望能借此抛砖引玉激发广大同道对中医药学术理论发展有更多的关注与思考。

孙相如 何清湖

2017 年 6 月

目　录

引言

‖ 一、研究背景

中国传统文化独立于西方文化之外，自行发展而形成了自己的独特风格、特有概念及表达方式[1]。正是因为中国文化的绚烂多姿、不断升华，才形成了中华民族丰富多彩的精神智慧、情感和意志，进而将中华民族特有的价值观理论化和系统化，可以说中国传统文化深深地植根于中国本土诞生的各个学科之中，而每一个时期文化的导向往往引领了整个时期各个学科的思维方式、价值取向，因此剖析和认识中国的学术内涵，必然需要着眼于学科所蕴含的文化内涵。同时，反观中医药文化，有学者认为，强调整体的价值观、注重事实而不注重本原的认知方式以及采用辩证逻辑为主的直觉思维构成了中医药文化的基本特性，也由此促使中医学成为把人和宇宙整体大环境作为研究对象的综合学科体系[2]。由此可知，中医药文化是中医药学科建立的重要基础之一，换句话说就是中医药文化对中医学知识理论体系的形成发展起到了重要的导向作用。

而对于中医学知识理论体系来说，藏象理论无疑是其理论延伸、方药发展、技术革新所围绕的核心理论。因此，研究藏象理论的发生发展规律对于我们认识和把握整个中医学知识理论体系的演化进步具有代表性的启示意义。概观藏象理论，一方面该理论作为认识人体生理的医学学说，尽管其本身有赖于了一定的解剖观察作为理论的形成基础，但因为古代受科学技术能力、道德观念的限制，其发展不得不凭借其他理论和方法 [3]，因此，中国主流、传统的文化思想便成了藏象理论构建的良好途径和重要工具。而从另一方面来说，藏象理论的演化主要依托两个方向的发展 [4]，一个是通过长期大量的临床实践所积累的成功经验，是藏象理论实际应用的推动力；还有一个是临床得来的成功经验通过文化思想的回炉加工，这样才能使经验与理论合理地融汇、改善和充实原本的知识理论体系，促使学说得以进一步的传承和推广。可见，这种理论发展过程不仅是藏象理论在反复实践中得到锤炼的过程，同样也是其不断受文化思想背景限制与引导的哲学思辨过程。故而，每当时下的实际需求及主流文化思想发生了改变，藏象学的理论也随之会发生变化，乃至演化出新的理论学说甚或发生根本性的变动。从这两个方面来说，除实际的医疗需求，文化思想在很大程度上影响甚至主宰了藏象理论的发生、发展乃至变化。因此，我们认为，从中国传统文化的角度对中医藏象理论进行探究是必要而有意义的，也由此产生了想要把藏象理论的发展演化过程中千丝万缕的中医文化元素梳理、总结成为著作的想法。

‖ 二、研究意义及目的

进行藏象理论与中医文化的相关研究，其意义主要在于以下两个方面。一个方面是对于藏象理论的研究来说，如前所述，研究藏象理论的发生发展规律对于我们认识和把握整个中医药学知识理论体系的演化进步具有代表性的启示意义。根据白鸿 [5] 等学者的研究，现阶段的中医藏象理论的研究主要集中在几个方面：①文献研究，以探究藏象内涵为主,通过文献考据界定藏象与现代医学之实质性脏腑的区别,界定不同的藏府之间的区别,以及探讨藏象功能的内涵等;②临床研究,包括与脏腑有关的病证结合的诊断标准化研究、与脏腑有关的证候实质研究等;③实验研究,建立与脏腑有关的动物实验模型进行观察等;④思维模式研究,研究藏象理论特有的复杂科学式的思维模式,从系统论、黑箱方法等方面诠释其思维模式。尽管在这些领域的研究中,许多学者已经取得一定成果,但也凸显出更多的问题。我们认为,对于一个问题的研究理应从多个角度、多种方法入手,在这个探索的过程中,类似于盲人摸象——有人把中医当作科学问题来研究,有人把中医当作文化问题探讨,也有人视中医既是科学也是文化 [6],但只有我们从各个角度、各个层面完整地解读学科,最终整合结论,才能真正做到还原学科本质的目的。因此,不论我们如何进行学科的研究,都不应当有所偏颇,不应因为自己的研究倾向而否定学科的另一属性。故而,相比国内有关中医藏象理论的研究现状,通过研究总结发现,较少有人对于中医藏象理论从传统文化角度上展开研究,而以往藏象理论的所谓文化研究较为偏重文献考据而忽视宏观观察。因此,我们认为,藏象理论与中医文化的相关研究有较大的创新意义和积极的启示意义。

　　此外,学者白鸿等还指出,在藏象理论现阶段研究状况下暴露出诸多研究思路与方法的局限,如:①藏象内涵仍有诸多不能确定之处;②中医药学在传承过程中因为本土文化土壤的贫瘠而造成了认识思维的缺乏;③经典核心的中医学理论与当代实践的联系不足;④研究上盲从科技,而忽视本质,轻视思维,轻传承而重革新等 [5]。由此,我们认为,目前中医学藏象理论的研究尚面临着诸多难题。一是部分藏象定义仍在一定程度上存在不确定性,这是因为中医知识理论体系构建周期长达千年之久,难免导致后学者在理解认识上的困惑,也使得以中国传统文化为基础进行描述的藏象理论不能为现代人所轻易理解认可而造成争议，在一定程度上造成了学术概念的混淆；二是始终不能给予理论完整可靠的逻辑支撑，因为古今学者知识体系的差异，造成了藏象理论中许多内容不能简单地用现代逻辑思维进行解读而仅能通过中医语言诠释，这是造成理论传播困难的重要原因，也使藏象理论至今面临藏象强调的功能整体与脏器强调的实质形态不能统一、若即若离的难题；三是理论与实际的脱节，因为不能够全面正确的把握藏象理论的内涵，而导致了实践运用上的困惑，使藏象理论中的许多内容未能印证于临床实践之中。由此，在我们看来，解决这些难题的根本并非完全取决于科研能力，古今的文化差异问题是其中的关键点。如前述，藏象理论在历史发展过程中深受中国传统文化影响，因此对其研究不能抛开文化不谈，解决了文化上的认识难题，才能把握理论研究的正确方向，也才能进一步客观、准确地运用现代方法研究藏象理论。

针对中医药文化研究来说，尽管目前这一领域的研究在如火如荼地进行当中，但学者郑晓红等依旧指出目前中医药文化研究尚存不少问题亟待解决[7]，如，目前中医药文化研究中俯瞰比照类泛文化研究多，未能顾及中医药文化实用价值和科学价值，近年中医药文化研究主要包括文化内涵、与传统文化的关系、哲学及方法论、多学科或跨学科、学科地位研究等，且许多研究对于中医药文化内涵外延及形态表征、中医哲学及方法论等做了较为深入的研究探讨，但在一定程度上偏离了医学背景谈中医药文化，脱离中医学与时代经济社会发展、人类健康事业的关系谈中医药文化，难免导致研究流于泛文化研究；且仿古形式类浅文化研究多，难以触及中医学科的核心部分和实力部分；分割肢解式伪文化研究多，偏离中医学的核心价值和普世功能等问题。我们深以为然，并认为，如果不能将中医药文化的研究同中医理论及实践结合起来，很容易使文化研究陷入曲高和寡的境地，因此拟通过对藏象理论发展演化过程中相关的文化内容展开研究以拓宽中医药文化研究思路，使文化研究为理论学术所用，为进一步紧密联系文化研究与中医学科核心实质进行探索性、尝试性的基础研究。

总之，本著将通过对藏象理论发展演化过程中的基础文化因素进行系统梳理来进行初步的理论探究，为中医学理论的研究及创新、为中医药文化研究的实质性发展提供新的思路与角度，并进一步展现藏象理论与中医文化的内涵及特质。

‖ 三、研究方法

结合本研究的目的和内容，采用了以下研究方法：

（一）文献研究法

一般包括文献的收集、查阅、鉴别、整理、解释分析等具体阶段。本著作对于研究问题的提炼、藏象理论演化发展的文化背景分析等，就是在充分查阅、收集现有文献资料的基础上，选择典型的文献进行分析研究而提炼获得的。

（二）发生学方法

中医理论领域内的发生学研究是反映和揭示理论发生、发展及演化的历史进程和规律的方法，其核心做法就是将这一理论回置于其发生发展的特定历史条件下加以综合动态地考察。本研究在分析藏象理论演化发展过程中正是采取这一方法，将理论尽量放回其得以发生发展的具体历史环境的哲学、社会等时代文化背景下加以综合动态地考察。

（三）理论阐述和案例分析相结合

在推演理论的同时，运用案例分析对理论进行实际的论证研究，力求做到理论在案例中有完整展现。本研究在研究藏象理论演化发展的文化背景时，就是通过医家藏象理论观点作为案例，分析案例所呈现的时代背景、文化思想特点及其社会实际需求效果，有助于我们认识和掌握藏象理论发展演化的时代特征，对下一步理论的深化研究提供范式。

‖ 四、研究内容的创新点

本研究从文化视角对藏象理论的演化发展进行分析研究，分析了理论产生及演变的文化思想背景及社会实践需求，在此基础上梳理藏象理论发展演化的文化基础，总结中医文化内容，对中医药理论研究与创新的思路与方法进行了初步探索，与以往研究的不同之处主要在于以下几个方面：

首先，研究中医基础理论的学者很多，然而较少有人从文化层面分析中医基础理论。从文化层面解读理论，以哲学思辨、历史考据为基础，还将涉及在藏象理论研究领域中著名医家、医著所形成的理论观点的文化背景及其本身反映的文化特征等一系列内容，将之综合起来解读理论，把对于理论的学习融入其产生的文化背景之下，拓展了中医学理论研究的范畴及思路。

其次，中医基础理论作为中医学的根基需要紧跟时代步伐呈现其内涵意义。本研究旨在通过文化层面的研究剖析藏象理论的时代文化内涵及意义，尽量使其能客观真实地呈现本源内涵。同时，通过系统梳理厘清藏象理论发展演化的文化脉络，来形成中医药文化研究的新模式。

上篇 总论

第一章 藏象理论历史演化进程

本章通过追溯藏象理论的历史演化进程，发现这一理论体系的内涵及侧重点在历史进程中并非一成不变，而是随着临床经验、研究手段及中国文化思想的进展不断发生着演变。本章旨在明晰藏象理论演化发展进程的认识，并藉此初步呈现藏象理论发展进程中的文化轨迹。

第一节　先秦两汉时期藏象理论的形成与奠基

秦代早期,在医林先贤的思维中,实际上并未形成清晰的藏府概念,当时人们把肝、胆、心、肺、脾、肾、肠、胃等并称,尚无藏与府之区分。"五藏"一词最早出现于《庄子》一书,而具体以五藏指代心、肝、脾、肺、肾则最早明确于《管子》一书,且书中将五藏与五味、五肉、九窍等内容相互联系配合,算是初步体现了五行与五藏之间的相互联系。藏象学理论初具雏形时, 有"十一藏""十二藏"等众多说法;从五行配属上来说,《吕氏春秋》言"心属土",而《黄帝内经》云"心属火",亦为当时研究的一大争论点。至两汉时期,《黄帝内经》深受经学思想的影响,以象数思维为指导,杂糅气一元论、阴阳学说、五行学说等文化思想进行阐释发挥、去粗存精,最终形成了相对庞大的藏象理论体系,也就是我们今天所接触的藏象学说的基本内容。其后,《难经》又进一步补充了《黄帝内经》中许多未曾提及的内容,如对五藏形状细致的描述等，可以充分说明当时中医藏府理论首先是以一定的的解剖观察作为基础的，而源于《难经·三十六难》的"左肾右命门"说法则成为后世"命门"学说的灵感来源。自《黄帝内经》初步确立藏象理论体系之后，《华氏中藏经》一书成为传承这一理论体系的承上启下之作，并进一步将藏象理论体系梳理清晰而成为可以指导实践运用的成熟知识体系[8]。藏象学说的又一次较大突破来自医圣张仲景，在其著作《金匮要略》中论"藏府经络先后病脉证"，开辨证论治运用藏府概念之先河，而《伤寒论》中以六经辨证论治外感的方式方法亦处处体现出张仲景贴近临床、有验于实践的藏象观，可以说张仲景的藏象观是藏象理论结合临床最为经典的范例。

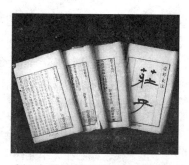

《庄子》，亦称《南华经》，道家经典之一，为庄周及其后学的著作集。庄子，战国思想家、哲学家。名周，宋国蒙（今安徽蒙城县人，一说今河南商丘东北）。与梁惠王、齐宣王同时。《汉书艺文志》著录《庄子》五十二篇，但留下来的只有三十三篇。其中内篇七篇，一般定为庄子著；外篇杂篇可能掺杂有他的门人和后来道家的作品。《庄子》在哲学、文学上都有较高研究价值。名篇有《逍遥游》《齐物论》《养生主》，《养生主》中的"庖丁解牛"尤为后世传诵。

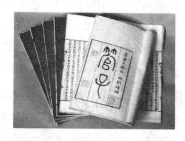

《管子》以中国春秋时代政治家、哲学家管仲命名，其中也记载了管仲死后的事情，并非管仲所著，但绝大部分的思想资料是属于管仲学派的，它所体现的政治、经济和哲学思想，是中国古代杰出的思想成就。

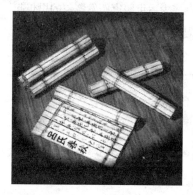

《吕氏春秋》是秦国丞相吕不韦主编的一部古代类百科全书似的传世巨著，有八览、六论、十二纪，共二十多万字。《吕氏春秋》是战国末年（公元前239年前后）秦国丞相吕不韦组织属下门客们集体编撰的杂家（儒、法、道等）著作，又名《吕览》。吕不韦自己认为其中包括了天地万物古往今来的事理，所以称《吕氏春秋》。

第二节　隋唐到金元时期藏象理论的进一步补充与发挥

至唐代,孙思邈在《备急千金要方》中首创了"藏府类证、方"方法,论病以五藏六府、寒热虚实为纲目,再进一步结合病证论述,从而形成了系统、庞杂而直接指导临床的藏象理论体系。在孙思邈的融会贯通下,藏象理论体系进一步成熟稳定且内容更为丰富。

至宋代,钱乙在《小儿药证直诀》中以藏府为核心对儿科各类疾病进行辨证论治,从而形成了其独特的与临床实践紧密契合的藏象理论体系,更为明显地突出了以五藏为核心形成的辨证论治方法,且格外注重藏府虚实及五藏之间生克制化的关系,并首开滋阴补肾的先范而成为后世诸多医家侧重某藏府来阐发藏象观的重要借鉴思想。

金元时期,随着时代变迁、社会需求的变化,旧有的医学理论逐渐不能适应实践要求。同时,北宋理学思想发展至此逐渐成为当时文化思想的主流意识,在潜移默化中影响了当时人的思维模式。相应的,医学领域的理论也出现了变化,原本庞杂繁复的藏象理论体系呈现了"侧重、集中"的变化趋势。金代刘完素在著作《素问病机气宜保命集》中通过"亢害承制"之理把藏象理论中五行思想运用到治则之中,是一次理论认识上的突破,但因其主要仍宗以病机展开医理探讨,故而其对于藏象的认识主要服务于病机的阐发,故作者在研究过程中并未深究其对于藏象理论的认识与探讨,但不可否认的是其有关藏象理论的诸多观点成为后世医家阐发藏象的思想起源,如其首次引入《内经》五运六气"君火以明,相火以位"的君火与相火概念,把心作为君火,命门指为相火,创立"命门相火"说,成为后世认识"肾阳"的重要启示。张元素在这一时期不仅系统地整理历代医家的藏象理论而立足藏府辨证展开医理阐发,同时围绕藏象而结合运气学说指导用药处方、创立药物气味归经学说等,对藏象理论的实践运用是一次有力的补充和创新性十足的发明。其后,张元素传人李东垣,著《脾胃论》首次突破综合均衡看待五藏的常规,他在一定程度上结合实践而继承发挥了张元素重视脾胃的倾向，重点突出了以脾胃为中心，主要针对内伤病的问题进行论述；其探究藏府生理本源的思想有了更为明显的理学色彩，且其提出的"火与元气不两立"之理论则明显受到理学探讨阴阳关系之学说的影响。元代医家朱丹溪是河间学派的传人，本是儒生身份，而在"援儒入医"后，自身的儒学素养和思维模式使得他在医学领域中引入了大量的理学内容，"人身各有一太极"的思想便是由他提出的，这种理论的哲学色彩很是鲜明；再比如朱氏论述"君火""相火"，可以使人明显感受到程朱理学"天理""人欲"的思想片段；朱丹溪所提出的相火论、阳常有余阴常不足论和藏府阴阳升降等学说提供了新的藏象理论研究思路和角度，他明确地以阴阳思想作为核心的理论思想，为后世的命门学说的发展提供了基础[9]。

第三节 明代"命门学说"异军突起

命门一词最早见于《灵枢·根结》篇，但指"目"而言。命门作为独特的藏府称谓，则最早见于《难经》，当时所指为右肾，乃男子藏精、女子系胞所在之处，是"肾间动气""原气之所系"，具有重要的生理意义。这一学说对后世影响深远。然自汉代到北宋千年之久，命门学说并无较大突破，始终被看作肾之所属，肾、命门为一种说法。其性质也皆属于水，为"肾者主水"所囊括，属于五行之一。直到明代，诸多医家逐渐开始据命门立论，如李时珍、虞抟、李梴等，但诸家之中却以温补学派的代表薛己、孙一奎、赵献可、张景岳、李中梓五位最为突出，他们的医理论述中包含了较为明显的宋明理学思想，因此形成了创新性十足的藏象理论体系。其中，薛己主张"脾肾并重"，并仍以传统的阴阳五行学说为说理工具。孙一奎是"命门学说"的领军人物，提出了"命门动气"之说，孙氏继承了丹溪"人身必有一太极"之思想，融理学之"太极"论于医学领域，再结合《难经》原气论共同诠释命门，并用"太极之本体"来形象地说明命门的重要性，是五藏六府生成的前提条件。赵献可提出了"君主

11

命门"之说,他认为两肾之间乃命门所处,此说彻底摆脱命门与肾的关联,并称命门乃主宰十二官的"真君真主",且描述命门之功能架于五藏六府之上,是"主宰先天之体"及"流行后天之用"的重要器官,赵献可还受孙一奎影响而以《易经》之"坎"卦的形象寓意诠释肾与命门之间的关系,但与孙氏认识不同的是,赵氏认为两肾有形实质属水,命门无形无影而属火,命门位于两肾之间,即"一阳陷于二阴之中",阴阳相济方能化气并进而孕育生命,这其中命门之火具有主导作用。赵献可的命门理论体现了理学、易学及道学等多种思想观念,具备承上启下的作用,其理论影响深远。张景岳汇总前人各家学说,深入系统地讨论和诠释命门学说,并提出了"命门兼具水火之性"学说。张景岳诠释命门的过程中大量运用太极阴阳理论,把命门比作人体之太极,乃生命之本源,包囊阴阳、五行、精气。且命门兼具水火之性,阴阳同气,"水火"对于人身来说便是是阴阳精气,从而在人体内把阴阳、精气、水火等概念有机地联系起来。张景岳创"命门兼具水火之性"的学说,是其对"太极命门"概念理解的新高度,也是易学思想结合中医学阴阳理论发展的新高度,产生了由太极一气至两仪阴阳,先化出"先天无形之阴阳",而后生成"后天有形之阴阳",喻元阳之火为生命活动之功能,将真阴之水喻为气血津液及藏府,用水火之关系表现阴阳互根、互用并相互制化之理论,形成了其独特的"五行互藏、太极命门、阴阳一体"等观点认识。这一体系的形成使张景岳成为集明代命门理论大成之家 [9]212-334。孙、赵、张三家是命门学说立论的核心医家,与薛己不同,这三者阐发医理的过程中融汇了大量文化思想内容,使得命门学说的内涵外延极其丰富,也进一步有力地充实了藏象理论。明代末期,李中梓是一位兼采诸家学说而力求无所偏倚的医家,他的藏象观尽管具有温补学派诸家观点的思想片段,但相对而言较为平和且不再囿于"命门学说",转而倡导"脾肾为本、乙癸同源"等学说。总体来说,命门学说的出现又一次推动了藏象理论的发展,有着特殊的时代意义,该学说对于生理、病理的诸多认识至今仍有着重要的临床借鉴意义。

第四节　清代以后藏象理论的不断探讨持续至今

清代进入了我国传统学术总结的鼎盛时代，传统的考据训诂之学"汉学"成为这一时期治学研究方式方法的代表，其提倡无证不信，这一学术模式的兴盛使得普遍的治学方式逐步走向嗜古考据。清代的汉学通过大量的文献整理工作为未来的研究打下根基，但最终走向极端，使得学风变得脱离实际、繁琐考证[10]。同样，这一风气影响了中医学的发展。因此这一时期产生了诸多医学著作皆是对《黄帝内经》《伤寒》等经典的反复考据和注释。但不可否认，这一时期涌现的大量临床医家的著述亦进一步补充了中医学理论临床应用的内容，且有更多的发挥和开拓。值得一提的是，在清末至民国时期，因为西方文化的强势入侵，中医学藏象理论受到了一定程度的冲击，引发了许多中医前辈的新探索[11]，如王清任以实证观察来探究藏府实质，张锡纯尝试以西医之解剖知识反证藏象理论，但并非否定中医理论，而是主张"能汇通则汇通之，不能汇通则存异"，而恽铁樵云"《内经》之五脏非血肉的五脏，乃四时的五脏"（《群经见智录·五行之研究》），阐明了中医藏象理论以整体观为本，说明了中西医方法论的区别，旨在寻找结合点[12]，陆渊雷提倡用西医药知识提高中医，却抹杀了中医之科学性，忽视了辩证唯物主义认识论[13]等。在一定程度上，这些对于藏象理论的认识从多个角度进行了阐发探讨有助于时人进一步理解藏象，但却未能实现实质性的理论突破。这一时期因为受到西方文化的影响，可以说藏象理论同其他中医理论一样开始经受反复验证甚至遭受质疑的考验。

现代对于中医学藏象理论的研究内容繁多。有从藏象理论的涵义进行探讨者，孙广仁教授在文章《藏象的概念及其生成之源》中认为，目前公认的"藏"之内涵指两个方面：一方面为脏器之义，即实质的器官，也就是说属于"形藏"；另一方面指"气藏"，即非实质的器官，而是指人体气机升降出入变化而呈现的不同状态。而"象"有三种涵义：

一是内脏实际形象；二是内脏反映到外部的生理病理征象；三是内部以五藏为中心形成的系统与外部自然相互呼应的现象，也就是通过类比两者而获得一种比象[14]。目前，孙广仁教授所阐述的藏象理论涵义是业界普遍认同的，如盛岩松[15]、王颖晓[16]等学者亦持有类似观点。还有许多学者试图从藏象生理解剖的角度探讨藏象理论，如白云静等学者在《从五行关系探讨五藏互藏理论》一文中认为中医学的藏象学说并非将解剖形态学作为主体理论基础，而是完整地概括了人体生理、病理、病证，每藏涵盖多个系统和功能的含义，且系统之间共同作用行使功能[17]。而学者孙尚拱从藏象理论的形成探讨藏象理论生理解剖基础的意义，他认为是三个因素造成了藏象的形成，即一定程度的解剖知识、观察生理及病理的现象和古代哲学思想[18]。还有一些学者认为藏象理论的研究方法属于黑箱理论范畴，这在业界得到了普遍认可。另有学者刘可勋认为，在古代条件下，是不可能直接了解藏本身的生理功能和病理变化的，于是就只能采用类似现代控制论的"黑箱"方法来推测，即通过人体表现于外的"象"来推知藏的功能变化，从而形成了中医学的"藏象"理论[19]等。因为思考角度不同，现代多元的思维方式产生了众多学者对于藏象理论的不同认识，就不再——赘述。

小 结

综上所述，可以看到藏象理论的发展并非一成不变，经由历代医家的发挥阐释，藏象理论源远流长、枝繁叶茂。藏象理论的演变，可以大致勾勒出一幅简略的演化图（见图 1-1 所示），在这些藏象理论的变化中，我们可以明显地观察到时代文化背景对理论变化的影响，也可以说，中医学藏象理论的演化并非完全取决于临床经验或生理观察的积累，亦为文化思想所左右，故而从文化角度探究中医理论的发展应是必要的研究路径之一。

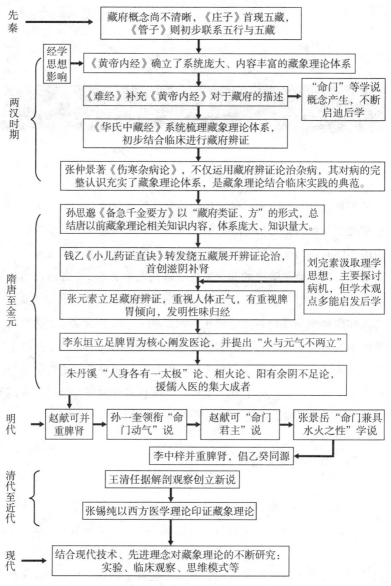

先秦 → 藏府概念尚不清晰，《庄子》首现五藏，《管子》则初步联系五行与五藏

经学思想影响

两汉时期
《黄帝内经》确立了系统庞大、内容丰富的藏象理论体系
《难经》补充《黄帝内经》对于藏府的描述 → "命门"等学说概念产生，不断启迪后学
《华氏中藏经》系统梳理藏象理论体系，初步结合临床进行藏府辨证
张仲景著《伤寒杂病论》，不仅运用藏府辨证论治杂病，其对病的完整认识充实了藏象理论体系，是藏象理论结合临床实践的典范。

隋唐至金元
孙思邈《备急千金要方》以"藏府类证、方"的形式，总结唐以前藏象理论相关知识内容，体系庞大、知识量大。
钱乙《小儿药证直诀》转发绕五藏展开辨证论治，首创滋阴补肾
张元素立足藏府辨证，重视人体正气，有重视脾胃倾向，发明性味归经
李东垣立足脾胃为核心阐发医论，并提出"火与元气不两立"
朱丹溪"人身各有一太极"论、相火论、阳有余阴不足论，援儒入医的集大成者

刘完素汲取理学思想，主要探讨病机，但学术观点多能启发后学

明代
赵献可并重脾肾 → 孙一奎领衔"命门动气"说 → 赵献可"命门君主"说 → 张景岳"命门兼具水火之性"学说
李中梓并重脾肾，倡乙癸同源

清代至近代
王清任据解剖观察创立新说
张锡纯以西方医学理论印证藏象理论

现代 → 结合现代技术、先进理念对藏象理论的不断研究：实验、临床观察、思维模式等

图1-1　藏象理论历史演化进程简图

第二章　藏象理论与中医文化

　　诚如前述，一方面，藏象理论的演化发展建立在一定的实证观察基础之上，但因为受当时的生产力水平和道德思想观念的制约，因此中国不同时期的文化思想便成为了理论构建的良好途径和重要工具。而另一方面，藏象理论的演化发展要依托两个方面，一方面长期大量的临床实践积累的成功经验是理论实际应用的推动力；另一方面，成功的临床经验需要通过文化思想的回炉加工、修饰完善，才能得到合理的阐发并进而融汇、改善和充实原本的知识理论体系，确保理论得以准确表达，广泛传播并顺利传承。本章分析对藏象理论产生影响的各类文化思想，据此界定有关藏象理论文化背景的研究范畴，从而便于进一步厘清与藏象理论密切相关的中医文化内容。

第一节　何谓文化

　　文化，无影无形，但又无处不在。那么文化到底是什么？中国古代哲人曾有定义说"关乎人文，以化成天下"（《周易·贲象》）；在西方，"文化"则产生于拉丁语，原意为土地之耕作；而当今人们则给予文化最为广泛的含义[20]，其内容包含了物质文化、制度文化乃至精神文化。不论中西方对于文化的定义有着怎样的差异，但单从字面上来看，文化代表着博大、宽厚的承载力和包容力，它的含义似乎在努力融汇着世间万物的信息。换句话说，文化的范畴囊括了社会生活的各个方面，人类历史上所创造的一切，连同自身的一定状态 [21]。

　　文化不仅仅是一个符号、一种讯息 [22]，更像是一座桥梁架构在各式各样的学科与先贤后学之间。在中国数千年的文明历史上，不论是政治朝代的轮转更迭，抑或是科技人文的万象更新，处处可以感受到文化的气息。自古，中国的几乎每一项技术的诞生都被先贤赋予了浓郁的人文特性，我们的祖先擅于给冰冷的科技注入温热的人文灵魂，从而令一项单纯的技术身着道德和哲学的甲胄而能够在岁月流逝、朝代更迭中无往不利、源远流长，这就是中国文化的先进性、前瞻性。因而有学者阐述文化对于学科的影响时说："科学不是一个独立变量，它是嵌在社会之中的一个开放系统，由非常稠密的反馈环与社会连接起来，它受到其外部环境的有力影响，而且一般来说，它的发展是因为文化接受了它的统治思想。[23]"从而，我们可知文化与民族所从事的物质生产方式息息相关 [24]。在一定的经济、政治条件下所形成的一种哲学宗教观点、思维行为方式、科技、伦理、文艺、教育、民俗等 [25]，构成了整个的社会文化系统，而其中每一个部分又同整个系统及其他组成部分相互联系。中国文化也正是这样，它是中华文明各个学科系统发展进化的共同体现，又反过来影响改变着文明的进程，文化与文明始终形影不离 [26]。

第二节　何谓中国传统文化

　　中国传统文化思想的根基是中国哲学思想，正是源于中国哲学思想不断地充实、发挥与升华，才形成了传统文化思想中丰富多彩的精神智慧、情感和意志，也从而将中华民族文化特有的价值观理论化和系统化，可以说哲学是中国传统文化中重要的有机组成部分，它深深地植根于传统文化之中，是中华民族文化的灵魂 [27]。因此，说起文化，就不得不谈到哲学。厘清哲学的发展概况，能够帮助我们初步认识中国传统文化 [28]。

纵观中国古代哲学，其产生和体系的形成大致可分为三个阶段：

（一）奠基阶段

这一阶段源于史前至秦一统天下。在史前先民的信仰和神话中我们已经可以看到哲学的萌芽。公元前 11 世纪的殷周时期，是中国哲学的开端。其标志是《周易》的成型、《洪范》的传授以及周公敬德礼乐的观念。随着学术思想资料的积累、理论的系统化以及社会变革，中国开始出现百家争鸣、诸子林立的局面。诸子百家标新立异、自成体系奠定了广阔的中国哲学理论基础，并形成了独特的民族特色。至此，古代哲学形成了以孔子的人文主义和老子的自然主义为主流，以阴阳、儒、墨、名、法、道德六大家为代表。这个阶段，中国文化思想在诸子百家的矛盾与碰撞中逐步地融合积累[10]。

（二）拓展阶段

从秦汉到唐末是中国哲学的拓展时期。西汉中期，儒哲为尊的影响十分深远。但汉初时期崇尚黄老之学，魏晋大兴玄学，使得儒道交互消长。而南北朝至隋唐五代时期则出现了儒、道、佛三家哲学并行发展与消长互动

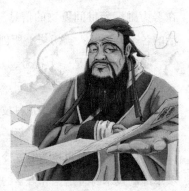

孔子（前 551—前 479）名丘，字仲尼，是中华文化思想的集大成者，儒家学说的创始人。他的哲学思想提倡"仁义""礼乐""德治教化"，以及"君以民为体"。儒学思想渗入中国人的生活，文化领域中，同时也影响了世界上其他地区的大部分人近两千年。

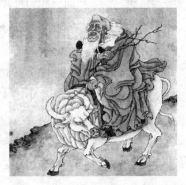

老子，姓李名耳，字聃，一字或曰谥伯阳。华夏族，楚国苦县厉乡曲仁里（今河南省鹿邑县太清宫镇）人，约生活于前 571 年至 471 年之间。是我国古代伟大的哲学家和思想家，道家学派创始人，被唐朝帝王追认为李姓始祖。老子故里鹿邑县亦因老子先后由苦县更名为真源县、卫真县、鹿邑县，并在鹿邑县境内留下许多与老子息息相关的珍贵文物。老子乃世界文化名人，世界百位历史名人之一，存世有《道德经》（又称《老子》），其作品的精华是朴素的辩证法，主张无为而治。

的新局面。在拓展阶段,除了西汉经学和魏晋玄学中复杂的矛盾之外,这一时期大规模引进佛教哲学,不仅大大拓展了中国的哲学思辨范畴,也完成了一次消化外来文化的艰巨任务。到隋唐时期,儒、释、道三家并立标志着我国传统学术思想多元化格局的进一步形成。就文化思想而言,在此阶段不仅思想视野得到了一进步的开拓,也随着各种哲学思想鼎立融合的进程发展到了新的高度[10]。

(三)成熟阶段

宋至明清时期标志着中国古代哲学达到了一个较为成熟稳定的阶段。这一时期,儒家通过扬弃和吸纳佛、道两家的学术思想实现了自身的理论重构和自我更新,并以理学的形态确立了思想界的统治地位。宋初,由周敦颐开创的复兴儒学,融汇佛、道,归本"易、庸",而形成理学,至南宋时,理学解体为"朱陆之学"。而明代,经历了"朱陆之学"的争辩,朱学的破绽引发反思,进而在陆学基础上孕育出王守仁之心学。而明清时期进入理学的总结阶段,王夫之的总结性批判扬弃了程、朱、陆、王而复归张载,达到宋明理学发展的逻辑终点。清代进入了我国传统学术总结的鼎盛时代,传统的考据训诂之学"汉学"成为这一时期的学术代表,其提倡无证不信,这一学说的兴盛使得普遍的治学方式逐步走向嗜古考据。总而言之,这一阶段的文化思想通过理学的融会贯通,以及对古代文献的系统整理工作,逐步走向成熟和定型,形成了中国古代哲学最终

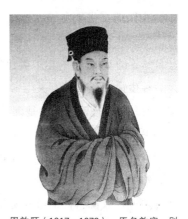

周敦颐(1017—1073),原名敦实,别称濂溪先生,又称周元皓,因避宋英宗旧讳改名敦颐,字茂叔,号濂溪。北宋著名哲学家,是学术界公认的理学派开山鼻祖。"两汉而下,儒学几至大坏。千有余载,至宋中叶,周敦颐出于舂陵,乃得圣贤不传之学,作《太极图说》《通书》,推明阴阳五行之理,明于天而性于人者,了若指掌。"《宋史·道学传》将周子创立的理学学派提到了极高的地位。其作品《爱莲说》具有重要的文化意义。

的模样 [10]。

漫长的中国历史进程中，中国哲学实际是一门不断地探讨着宇宙规律、自然变化、人文社会及其关系的学问，而这门学问一直以"经学"或"子学"的形式存在 [26]。因此，中国的文化思想随着哲学在综合性的学术史或思想史中演变发展。中国哲学的终极范畴，即国人追求的最终境界即是"形而上学"，也即宇宙万物之道，故而对于中国的思想文化来说，不仅仅停留于只言片语的逻辑理解上，更注重"道"的体验和感悟，这也成为了中西文化交流、古今文化沟通的一道鸿沟 [29]。

第三节　中医与中国传统文化的关系

（一）文以载医数千年

中医药文化是中华优秀文化不可分割的组成部分。从思维层面来看，中医药文化源于"天人合一"的哲学思想，以阴阳五行作为生命和自然界的基本属性，以取类比象的方法来认识生命运动的基本规律，是一种生命文化，是有关生命与疾病的认知文化。可以说，中华传统文化既是中医理论形成的基础，又是发展中医理论的动力。《周易》《河图洛书》等形成的哲学观、宇宙观、整体观、变易观，是中医学独特的理论体系形成的基础。《黄帝内经》把中华文化应用于认识健康领域，标志着中医学理论体系的形成 [30]。中医学的许多理念和《周易》相通，并逐步地融入儒、释、道的文化精神，吸收了自然科学成果，逐渐形成独特的理论体系。中医学关于养生的方法、技术和丸散膏丹的制与道家文化密切相关，如道家"道法自然""恬淡虚无"与重视"精、气、神"的练气、保精、存神的养生方法以及倡导内丹（静功）、导引（动功）等大大促进了中医养生理论的发展。有关医德的观念，渗透了中国传统道德理念，深受儒家文化的影响，如"主中庸、倡中和""仁者寿"的主张，促进形成中医道德养生的理念 [31]。佛教传入中国以后，中医养生吸收了许多佛学理念，如"修禅""安神""养心""修炼"等，使中医更加重视养心宁神的养生与治疗方法。《伤寒杂病论》确立了中医辨证论治的理论体系，其诊治疾病体现了丰富的整体思维、辨证思维与中和思维。如"千般疢难，不越三条"的病因观、"见肝之病，知肝传脾，当先实脾"的整体治疗观、"观其脉证，知犯何逆，随证治之"的辨证治疗观等。可以说，历代中医名著的问世与中医重要理论的形成，既汲取了中华文化的先进理念，又促进了中医理论与实践的丰富和发展[32]。中医学具有广泛而深厚的民众基础和社会基础。中医之所以能历经几千年而不断发展，并日益被世界所重视，显示出强大的生命力，一方面是由中医理论与实践的先进性所决定，集中表现在一直有效地指导着人们的养生保健、防病治病；另一方面，是因中医学有着丰富而深厚的中华优秀文化底蕴，蕴含着中华民族从传统走向现代过程中追求健康的智慧，得到中华民族乃至世界人民的广泛认同[33]。

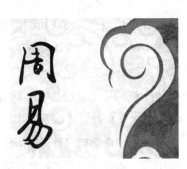

《易经》也称《周易》或《易》，是中国最古老的文献之一，并被儒家尊为"五经"之首。《易》事实上是包括了古代的《连山》《归藏》和《周易》，但《连山》和《归藏》已经失传。《易经》以一套符号系统来描述状态的变易，表现了中国古典文化的哲学和宇宙观。它的中心思想，是以阴阳交替的变化描述世间万物的变化。广义的《易》包括《易经》和《易传》。《易经》分为《上经》三十卦，《下经》三十四卦。

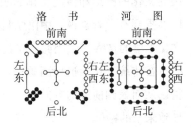

河图与洛书是中国古代流传下来的两幅神秘图案，历来被认为是河洛文化的滥觞。河图洛书是汉族文化，阴阳五行术数之源，汉代儒士认为，河图就是八卦，而洛书就是《尚书》中的《洪范九畴》。河图洛书最早记录在《尚书》之中，其次在《易传》之中，诸子百家多有记述。太极、八卦、周易、六甲、九星等皆可追源至此。

（二）探源文化才能定位中医

因为文化的范畴囊括了社会生

活的各个层面、人类历史创造的一切、连同自身状态，故而，我们可以说中医学作为研究人类生命过程及同疾病做斗争的一门科学，本身就是一种具体的文化形态 [33]。而中医学作为一门技术，并非仅仅具有具体的科学技术形态，它还具备特有的社会形式和文化印记，是中医学与整个文化背景的联系及中医学凸现的民族文化特征 [34]。

纵观中医学的内容，中国传统文化的各个层面都深深地深透在中医学中 [35]。如哲学中的"象数思维""阴阳五行学说""气一元论学说"等成为中医学重要的思维特征，中医也受到了诸如饮食、婚姻、起居、服饰、节日等民俗的影响，另外诸如思维方式、道德伦理等皆深深地影响了中医学乃至决定了中医学者所能达到的高度 [36]。中医学的形成与发展，不仅是因为社会文化的接受，更是因为在其进行理论构建的过程中广泛吸收了中国古代文化的养分，尽管中医学服务的对象是人的自然规律，但其理论形态的特色则并非取决于服务对象，而是取决于社会文化 [37]。

综上我们可知，中医学不仅是自然科学，还是一种文化现象，是民族文化的凝结和传统文化的积淀。她不仅是科学，也是文化，前文已经提到有学者曾说，中医学目前的困境很大程度上源于其所依赖的文化土壤的贫瘠 [38]。因此，在我们看来，在进行理论和实践的研究中，只有在传统文化中追根溯源，才能更为透彻地理解中医学，才能领会精髓从而找到前进的方向，只有在历史上给予其准确的定位，才不会导致未来的错位。

第四节　对藏象理论与中医文化相关研究的界定

诚如前述，文化的概念是宽泛包容、无处不在的，文化思想的内涵十分丰宏且外延繁复。因此，如果细致入微地考据与藏象理论发生关系的文化现象，很容易导致研究穷无止境，因此有必要对本著作的研究内容进行界定。

（一）以藏象理论为核心研究文化

本研究致力于探索促使和影响藏象理论形成、演化及发展的文化因素，因此务必紧紧地围绕藏象理论这一核心展开研究。故所研究的对象必然是影响、促进和推动藏象理论发生、发展及变化而联系紧密的一系列文化因素。

然而，虽然界定了所研究的文化范围是围绕藏象理论展开的，仍会发现这一范围的宽泛宏大。故而著作主要致力于藏象理论、紧扣中医主题的"文化基础"研究，即研究藏象理论演化发展过程中起到奠基作用，具有基础性，影响力度明显的一系列核心根本的文化因素。基于此，研究一直紧扣藏象理论为核心，以藏象理论的历史演化进程为线索，以历代与藏象理论阐发相关的医家、医著为依据，研究理论产生及发展的主要核心文化思想，同时参考社会背景、时代特征、医家学历、疾病谱改变、医界状况等文化现象，通过集中梳理、探讨分析来完成藏象理论紧密相关的文化内容研究。

（二）概述藏象理论与中医文化的相关研究内容

相比较而言，在藏象理论体系构建形成的整个过程中，五行学说、阴阳学说在整个理论体系中占主导地位而成为历代医家阐发医理时论述最详、应用最广、影响最深远的文化学说[39]。但同时，藏象理论的形成与发展并不仅仅依托这两种学说，这一理论的思维方式、意识形态同样深受古代哲学思想中气一元论、象数学说等学术思想的影响。换句话说，阴阳五行学说是藏象理论所依托的主要说理工具，但实际上整个理论的完整系统得益于先贤在阐发医理的过程中对气一元论、象数学说、阴阳学说、五行学说的系统吸收融汇。从另一方面来看，各种学说的注入共同奠定了藏象理论产生的理论基础，同时各种学说在这一过程中也不断地碰撞交融、互证互映，最终各类原本并非属于同一系统的学术思想在藏象理论中得到融合，并进一步支撑藏象理论体系的形成。

不能忽视的是，藏象理论体系最早完整地呈现于《黄帝内经》，该书成书时间跨度较大，约在先秦两汉之际，承百家争鸣之余韵，以两汉经学为基础，相对而言，两汉时期的主流学说"经学"成为藏象理论的主要出发点与哲学依据。故而《黄帝内经》《难经》所阐发的相对宽宏包容的藏象理论很大程度上是以经学凸显的一系列哲学思想为模板进行创建的，也因此藏象理论形成之初相对侧重五行学说，相对均等地看待五藏，相对注重阐发藏府之间五行关系；同时基于气一元论、象数思维等学说则以取类比象的方式将藏象与世间万物进行了广泛的联系而使藏象理论系统十分宏大，也正是两汉经学所倡导的"天人合一思想"的体现。此外，还可以看到《黄帝内经》中对于藏象有一种形象独特的比喻，可称之为"君臣藏象说"，即用国家行政机构的各个"官"来比喻各藏，如心为君主之官，肺为相傅之官，肝为将军之官等。篇中几乎反常地忽略了人与天地阴阳四时之气相应的"自然关系"模式，而是用"社会关系"模式来类比说明"十二藏"的生理功能和相互关系。这种认识明显地承袭了经学中的官制礼乐思想[40]，从而产生了将藏府的生理功能及相互之间的关系用社会关系模式类比描述的观念。

随着社会变革、医学发展，藏象理论在实践应用中不断积累经验、完善体系，但基本到宋代以前的医家均是在上述藏象理论的完整框架下阐发医理的，如《华氏中藏经》、唐代孙思邈的《备急千金要方》、宋代钱乙的《小儿药证直诀》等，基本仍是宗《黄帝内经》的藏象理论体系而充实了大量的临床实践内容。在此期间，汉末张仲景著《伤寒杂病论》所体现的藏象观及辨证论治思路是一次紧密围绕临床实践阐发医学理论的突破性学术行为，很大程度上推动了理论结合实践的步伐。

因战乱、政府行为等因素的影响，促使疾病谱、医学普遍行为等不断地发生变化，导致旧有的医学理论不再适应新的现实需求，同时旧有的文化思想也随着社会时代的变迁发生突破性的变化。由此，我们可以看到，在以周敦颐之"太极"理论、邵雍"象数"学说、朱熹之"理学"、张载之"太虚一气"说等[41]为学科基础的理学（新儒学）思想影响下，以金元医家张元素、李东垣、朱丹溪为起源，以明代薛己、孙一奎、赵献可、张景岳、李中梓等温补学派诸家为代表，实现了包括藏象理论在内的整个中医学理论的较大创新，同时也形成了个性鲜明的学说争鸣现象。这一时期的争鸣和创新为藏象理论源源不断地注入了鲜活的生命力，使得理论得以不断传承而历久弥新。

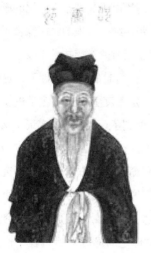

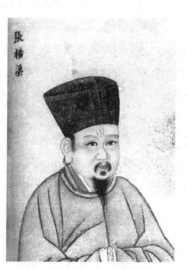

邵雍（1011 — 1077）北宋哲学家。字尧夫，谥号康节，自号安乐先生、伊川翁，后人称百源先生。其先范阳（今河北涿县）人，幼随父迁共城（今河南辉县）。少有志，读书苏门山百源上。仁宗嘉祐及神宗熙宁中，先后被召授官，皆不赴。创"先天学"，以为万物皆由"太极"演化而成。著有《观物篇》《先天图》《伊川击壤集》《皇极经世》等。

张载（1020 — 1077），北宋哲学家，理学创始人之一（理学支脉"关学"创始人之一）。字子厚。凤翔郿县（属今陕西眉县）横渠镇人，世称横渠先生。嘉佑进士，历授崇文院校书、知太常礼院。提出"大虚即气"的学说，肯定"气"是充塞宇宙的实体，由于"气"的聚散变化，形成各种事物现象。著作有正蒙、《经学理窟》、易说，后被编入张子全书中。张载是北宋时期一位重要的思想家、关学的创始人，理学的奠基者之一。

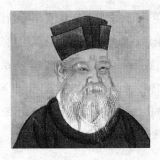

朱熹（1130 — 1200），字元晦，又字仲晦，号晦庵，晚称晦翁，谥文，世称朱文公。祖籍江南东路徽州府婺源县（今江西省婺源），出生于南剑州尤溪（今属福建省尤溪县）。宋朝著名的理学家、思想家、哲学家、教育家、诗人，闽学派的代表人物，儒学集大成者，世尊称为朱子。朱熹是唯一非孔子亲传弟子而享祀孔庙，位列大成殿十二哲者中。他倡导"太极"即"天理"和"存天理，灭人欲"的理学思想体系，成为程（指程颢、程颐）朱学派的创始人。

明清至今，随着医疗实践手段的不断进步，文献资料的日益充足，使得后世医家能够不断在中医学理论上有所创新，但相比较而言，藏象理论的发展却进入了相对缓慢停滞的阶段。这其中有疾病谱改变的原因，亦有时下学术风气的原因。值得一提的是，清代由于受到西方文化的影响以及在实证观察上更高的要求，以王清任、张锡纯为代表的医家糅合了不少西方医学知识及解剖观察认识，尽管受限于当时的医疗技术手段，许多认识和见解显得落后粗陋而且错误不少，但在当时的历史条件下，这些医家对于藏象理论的充实和改造亦着实在一定程度上促进了医学进步，同时衍生出许多至今值得借鉴的理论方法。而到了现代，科学实证主义至上，中国传统文化在很长的一段时间内受到冷落，这在一定程度上造成了藏象理论的研究以自然科学研究、西方社科研究、西方哲学思维研究等方式方法为主流，不可否认带来不少新角度的解读和认识，但因为中西文化、古今文化的差异性，很大程度上并没能更有力有效地促进藏象理论创新。

综上，我们可以大致看到在藏象理论的形成发展过程中产生主要影响的各类文化因素，据此我们绘出了一幅概略的文化因素影响藏象理论发展演化的直观图（见图2–1所示）。不同文化有不同的源头和体系[38]，中医孕育于中华文化，是中华大文化的分支之一，故而只有从中医文化的体系和本质上弄清中医学术发生之源头、背景，谙熟其表述方式，认清其体貌，才能真正明白中医的学术原理，深刻理解中医的理论与实践，认清其价值，明白其走向，并焕发出探究她的动力。故而，我们认为，探究藏象理论与中医文化，有助于对藏象理论的发展演化有更为宏观、系统、客观的认识，有助于拓宽我们对于藏象理论和中医文化的研究思路与事业，更可以帮助我们无限地接近中医学藏象理论的学术本质。

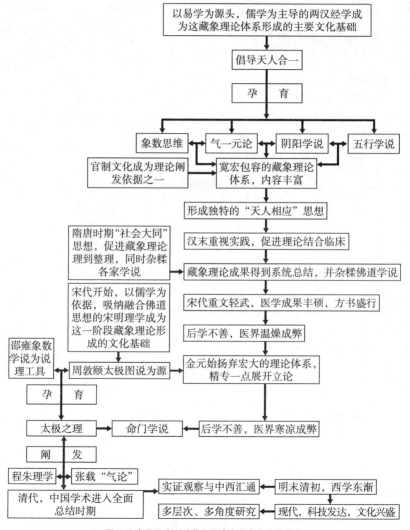

图 2-1 文化因素影响藏象理论发展演化的直观图

下篇 各论

从先秦两汉时期开始，得益于中医学不断地实践、观察及对各类文化学说的汲取和总结，包括藏象理论在内的诸多中医学理论已具备了特别丰富的知识内容和成熟庞大的系统结构。可以说这一时期的藏象理论作为一个相对完整的系统框架，为后世医学理论的进展演化提供了扎实的基础资料和不竭的灵感源泉。随着年移代革、政权更迭，藏象理论在临床中得到实践、锤炼，加之不同时代不同文化思想背景的影响和指导，该理论不断地演化发展而适应不同时期不同人群的实际需求。本部分将以藏象理论的历史演化进程为线索，以立足藏象理论阐发医学观点的主要医家、医著为案例，详细地分析、论述藏象理论与其理论背后的文化内涵。

第三章　先秦两汉时期——中医文化的萌芽与丰富阶段

这是一个百家学说兴起、融汇的时期，中医文化的诸多内容都以此时的种种学说为滥觞，在先贤后学的不断探究下，中医文化在中国古代传统文化的浸润濡养下开始萌芽并逐步丰富内容，也由此衍生了藏象理论内容宏大的知识体系。

第一节　"象数"思维的渊源及其对藏象理论形成的影响

"象数"思维是中国传统文化根本的思维方式，影响了包括中医学在内诸多学科理论的形成，成了中医学在医疗实践活动中收获知识、积累经验并进而形成理论体系的重要方法[42]。也因此，想要理解并进一步掌握"阴阳""五行"等概念在藏象理论等中医理论里的体现与应用，我们就有必要认识"象数"这一重要的思维方式。

一、"象数"思维的文化渊源

（一）"象数"思维的产生与确立

"象数"的产生要追溯到先秦、两汉以前很早的神学巫卜之说流行的中国远古。如《左传·僖公十五年》载韩简曰："龟，象也；筮，数也。物生而后有象，象而后有滋，滋而后有数"[43]。所述，龟卜时产生的裂纹形态便是"象"的起源，而"数"则源于占筮揲蓍及数字记录，人们通过对这两类事物的笃信来揣度事物变化、预测事态发展。可以说，从中国的神学时期伊始，"象数"思维便牢牢地占据了人们的信仰而得以根深蒂固、流传推广。"象"与"数"起初来源不同、意义有别，之后"象数"结合用以纪日、纪月、纪年，殷人甲骨中已有六十甲子与干支的全部配合；继而又配以方位、阴阳、五行。最终，"数"的意义超越了计量、数字，与"象"紧密结合而成为代表诸多事物意义的符号[44]。1977 年中国考古学家在安徽阜阳县双古堆西汉古墓中发现汉文帝七年（前 173 年）的太乙九宫占盘，就是以"象数"结合的形式展现了超前的数字艺术，这一形式在河图、洛书图、纳甲图等中都有体现[28]236。通过这些图与干支、八卦等内容的配合，使得象数系统进一步完善，并最终成为《易经》成书的核心思想，在《易经》中"象数"成熟融合并形成系统理论而影响深远。

随着生产力水平的逐步提高，人们对自然、社会的认知能力及生产、生活的实践能力大幅度提升，巫卜之说渐渐退出历史舞台，人们对宇宙万物开始了趋于理性的哲学思考。但"象数"思维模式已成为人们惯常的思考方式，且在此思维方式下产生的理论观点往往能以理服人并揭示事物普遍规律，由此才产生了以"象数"思维为基础而成系统的理论著作——《易经》。如《易传·系辞传下》有语曰："古者包牺（伏羲）

氏之王天下也，仰则观象于天，俯则观法于地，观鸟兽之文与地之宜，近取诸身，远取诸物，于是始作八卦"[45]。一方面说明了"八卦"源于"观象"，另一方面也说明"八卦之象"能反映"万物之象"；《易传·系辞传上》亦有语："子曰：'书不尽言，言不尽意。'然则圣人之意，其不可见乎？子曰：'圣人立象以尽意，设卦以尽情伪，系辞焉以尽其言。变而通之以尽利，鼓之舞之以尽神。'"[45]。则申明了"象数思维"在表达事物意义方面具有优越性。凡此种种皆是强调了"象数"思维的权威性。简单来说，在一定程度上《周易》就是一本论述从卦象推导比拟物象、从物象推导比拟意象之过程的理论著作，可视之为"象数"思维的滥觞之作[46]。经由《易经》构筑系统完备的"象数"系统，《易传》进一步对其阐发说明，"象数"思维得以确立并进一步推广传播而成为古代诸多文化思想形成的起源。

（二）"象数"思维的内涵外延

在中国传统文化中，"象"主要包含两层意思，即"物象"和"意象"，"物象"是事物外在的客观现象、形象，而"意象"是人们对事物的主观感知和体验感悟。如《周易·系辞》谓："是故夫象，圣人有以见天下之赜，而拟诸其形容，象其物宜，是故谓之象。"说的便是先贤通过观察事物而感知并比拟得出"象"的过程，简单来说就是人们通过观察事物客观形象进而通过比拟和推导得出其意义、内涵及与其相联系的具有类同性质的事物。由此可概而言之，"象"包含了先贤认识事物的不同层次，事物的形象，即"物象"；由"物象"比拟推导其"意象"；通过"象"再援物比类进一步充实"象"的内容[42]。

"数"在中国传统文化中也主要包含两层意思，即量化数字和代表事物性质的"数"。"数"产生于度量、记录和测算，有数目、数量、计算的意义，如《管子·七法》言："刚柔也、轻重也、大小也、实虚也、远近也、多少也，谓之计数。"指的就是通常人们认识的用以量化的数字；此外，"数"有"自然之理""易数"等意义，如天地生成数、九宫数、河图数、洛书数等，这是因为古人在生活生产实践中发现自然界的普遍事物都有一定数量的规律特征，如三百六十五日、十二月、四季、五指、五趾等，古人进而对具有相同数字或相承接数字的事物进行了联系推拟和援物比类，从而使"数"成为一类富含事物性质的象征，也使其与"象"的意义共通融合[42]。如《吕氏春秋·不苟论第四·贵当》有语："性者，万事之本也，不可长，不可短，因其固然而然之，此天地之数也"[47]355。表明了"数"是作为自然规律的存在，万物皆有"定数"。而《周易·系辞传上》云："引而伸之，触类而长之，天下之能事毕矣。"则申明了"数"在自然界中的权威性。

综上可知，"象数"思维就是古人在观察世界的过程中通过直接观察和客观感受到的图像、数字以及符号来辨证地比拟推导事物联系、揭示自然规律，从而构筑独特的世界观、认识观[48]。以这一思维为基础，古人又不断对世间万物进行取象比类而进一步充实传统文化的思想体系。如《吕氏春秋·季春纪·圜道》语曰："五曰：天道圜，地道方。圣王法之，所以立上下。何以说天道之圜也？精气一上一下，圜周复杂，无所稽留，故曰天道圜。何以说地道之方也？万物殊类殊形，皆有分职，不能相为，故曰地道方"[47]49。便是取象天地规律以阐发王制法度；《大戴礼记·本命》有语曰："分于道，谓之命；形于一，谓之性，化于阴阳，象形而发，谓之生；化穷数尽，谓之死。故命者，性之终也。则必有终矣"[49]。以"象数"思维阐发生命活动变化；《淮南子·地形训》语曰："天一地二人三，三三而九。九九八十一，一主日，日数十，日主人，人故十月而生……二九十八，八主风，风主虫，虫故八月而化"[50]。将动物孕期的周期数与代表自然界事物的"数"联系而做类比；还有东汉经学大师郑玄注《易传·系辞》有云："天一生水于北地，二生火于南，天三生木于东地，四生金于西，天五生土于中。阳无耦，阴无配，未得相成……二五阴阳各有合，然后气相得施化行也"[51]。将"气、天地、阴阳、五行"等事务与特定的"象数"进行系统联系。诸如此类，在"象数"思维模式的指导下，中国传统文化思想形成了整体联系、丰富多彩且系统稳固的理论体系，这一体系无疑也对中医学理论的形成产生了巨大影响。

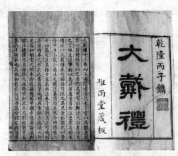

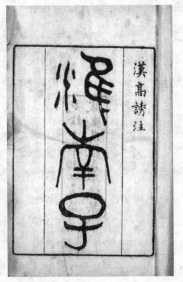

《大戴礼记》，亦名《大戴礼》《大戴记》。前人据唐孔颖达《礼记正义序》所引郑玄《六艺论》戴德传《记》八十五篇，则《大戴礼》是也之语，多谓其书成于西汉末礼学家戴德（世称大戴）之手。现代学者经过深入研究，推翻传统之说，论定成书时间应在东汉中期。它很可能是当时大戴后学为传习《士礼》（即今《仪礼》前身）而编定的参考资料汇集。

《淮南子》又名《淮南鸿烈》《刘安子》，是我国西汉时期创作的一部论文集，由西汉皇族淮南王刘安主持撰写，故而得名。该书在继承先秦道家思想的基础上，综合了诸子百家学说中的精华部分，对后世研究秦汉时期文化起到了不可替代的作用。

二、象数思维对藏象理论形成的影响

"象数"思维作为古人思维模式的根本基础，在引入"气一元论""阴阳""五行"等概念以后，共同构成了稳定成熟的认识观和方法论。在这一系统稳定的认识观和方法论的指导下，中医学藏象理论的产生也就顺理成章、水到渠成了。在我们看来，"象数"思维对于藏象理论的形成主要有以下影响。

（一）直观认识藏府形象，即藏府"物象"

多数人在学习理解藏象理论的过程中主要着眼其"意象"而忽视了与理论相关的"藏府形象"，"象数"思维的首要过程就是认识事物形象，即"物象"。无疑，《黄帝内经》作为藏象理论体系形成的滥觞，在"象数"思维的指导下对于藏府的形象也有着比较充分的直观观察。

如《素问·六节藏象论》语曰："帝曰：藏象何如？岐伯曰：心者，生之本，神之变也。其华在面，其充在血脉，为阳中之太阳，通于夏气。肺者，气之本，魄之处也。其华在毛，其充在皮，为阳中之太阴，通于秋气。肾者，主蛰，封藏之本，精之处也。其华在发，其充在骨，为阴中之少阴，通于冬气。肝者，罢极之本，魂之居也。其华在爪，其充在筋，以生血气，其味酸，其色苍，此为阳中之少阳，通于春气。脾、胃、大肠、小肠、三焦、膀胱者，仓廪之本，营之居也，名曰器，能化糟粕，转味而入出者也。其华在唇四白，其充在肌，其味甘，其色黄，此至阴之类，通于土气。"除其中对于各藏与四时之气、五色、五味的类比推导，首先这一段文字描述的就是通过直观观察得出的各藏府生理功能的联系及表现，亦即藏府的生理"物象"；《灵枢·肠胃第三十一》云："伯高曰：请尽言之。谷所从出入浅深远近长短之度：唇至齿长九分，口广二寸半。齿以后至会厌，深三寸半，大容五合。舌重十两，长七寸，广二寸半。咽门重十两，广一寸半，至胃长一尺六寸。胃纡曲屈，伸之，长二尺六寸，大一尺五寸，径五寸，大容三斗五升。小肠后附脊，左环回周迭积，其注于回肠者，外附于脐上，回运环十六曲，大二寸半，径八分分之少半，长三丈二尺。回肠当脐，左环，回周叶积而下，回运环反十六曲，大四寸，径一寸寸之少半，长二丈一尺。广肠傅脊，以受回肠，左环叶脊，上下辟，大八寸，径二寸寸之大半，长二尺八寸。肠胃所入至所出，长六丈四寸四分，回曲环反，三十二曲也。"则更是直白地描绘了解剖后肠胃的度量形态，是肠胃本身的物理形象；还有《灵枢·邪气藏府病形第四》云："岐伯曰：臣请言五藏之病变也。心脉急甚者为瘈疭。微急为心痛引背，食不下。缓甚为狂笑。微缓为伏梁，在心下，上下行，时唾血。太甚为喉玠。微大为心痹引背，善泪出。小甚为善哕。微小为消瘅。滑甚为善渴。微滑为心疝引脐，小腹鸣。涩甚为喑。微涩为血溢，维厥，耳鸣，颠疾。肺脉急甚为癫疾。微急为肺寒热，怠惰，咳唾血，引腰背胸，若鼻息肉不通。缓甚为多汗。微缓为痿瘘、偏风，头以下汗出不可止。太甚为胫肿。微大为肺痹，引胸背起，恶日光。小甚为泄。微小为消瘅。滑甚为息贲上气。微滑为上下出血。涩甚为呕血。微涩为鼠瘘，在颈支腋之间，下不胜其上，其应善痠矣。肝脉急甚者为恶言。微急为肥气，在胁下若覆杯。缓甚为善呕。微缓为水瘕痹也。太甚为内痈，善呕衄。微大为肝痹，阴缩，咳引小腹。小甚为多饮。微小为消瘅。滑甚为㿉疝。微滑为遗溺。涩甚为溢饮。微涩为瘈挛筋痹。脾脉急甚为瘈疭。微急为膈中，食饮入而还出，后沃沫。缓甚为痿厥。微缓为风痿，四肢不用，心慧然若无病。太甚为击仆；微大为疝气，腹里大脓血在肠胃之外。小甚为寒热。微小为消瘅。滑甚为㿉癃。微滑为虫毒蛔蝎腹热。涩甚为肠㿉。微涩为内㿉，多下脓血。肾脉急甚为骨癫疾。微急为沉厥奔豚，足不收，不得前后。缓甚为折脊。微缓为洞，洞者，食不化，下嗌还出。太甚为阴痿；微大为石水，起脐已下至小腹腄腄然，上至胃脘，死不治。小甚为洞泄。微小为消瘅。滑甚为癃㿉。微滑为骨痿，坐不能起，起则目无所见。涩甚为大痈。微涩为不月沉痔。"描述的是五藏病变时表现的脉象及外在症状，即五藏病理"物象"等。类似的直观观察结果在《黄帝内经》里论述颇多，有时藏府之"物象"和"意象"被并列阐述，当我们理解了"象数"的思维过程，就应当有意识的重视藏象理论中对于"物象"的直观观察并加以区别解读。

（二）比拟推导藏府的"意象"

如前述《易传·系辞上》曰："子曰：'书不尽言，言不尽意。'"古人认识到观察藏府形象后的直接语言描绘是不能将藏府生理联系、功能表现、病理因机等事物全部表达清楚，特此在《黄帝内经》中尤其浓墨重彩便是对藏府"意象"的比拟推导。运用"援物比类"方法阐发藏府的"意象"，使得藏府的形象活动丰富了起来，不再局限于客观观察到的形态表现。

如《素问·阴阳应象大论》语曰："东方生风，风生木，木生酸，酸生肝，肝生筋，筋生心，肝主目。其在天为玄，在人为道，在地为化。化生五味，道生智，玄生神，神在天为风，在地为木，在体为筋，在藏为肝，在色为苍，在音为角，在声为呼，在变动为握，在窍为目，在味为酸，在志为怒。怒伤肝，悲胜怒；风伤筋，燥胜风；酸伤筋，辛胜酸。南方生热，热生火，火生苦，苦生心，心生血，血生脾，心主舌。其在天为热，在地为火，在体为脉，在藏为心，在色为赤，在音为徵，在声为笑，在变动为忧，在窍为舌，在味为苦，在志为喜。喜伤心，恐胜喜；热伤气，寒胜热；苦伤气，咸胜苦。中央生湿，湿生土，土生甘，甘生脾，脾生肉，肉生肺，脾主口。其在天为湿，在地为土，在体为肉，在藏为脾，在色为黄，在音为宫，在声为歌，在变动为哕，在窍为口，在味为甘，在志为思。思伤脾，怒胜思；湿伤肉，风胜湿；甘伤肉，酸胜甘。西方生燥，燥生金，金生辛，辛生肺，肺生皮毛，皮毛生肾，肺主鼻。其在天为燥，在地为金，在体为皮毛，在藏为肺，在色为白，在音为商，在声为哭，在变动为咳，在窍为鼻，在味为辛，在志为忧。忧伤肺，喜胜忧；热伤皮毛，寒胜热；辛伤皮毛，苦胜辛。北方生寒，寒生水，水生咸，咸生肾，肾生骨髓，髓生肝，肾主耳。其在天为寒，在地为水，在体为骨，在藏为肾，在色为黑，在音为羽，在声为呻，在变动为栗，在窍为耳，在味为咸，在志为恐。恐伤肾，思胜恐；寒伤血，燥胜寒；咸伤血，甘胜咸。"便是经典的推导五藏"意象"的论述，其中将五个方位、五种自然现象、五行、五味、五声、五音、五种情志等事物援入以比拟五藏生理功能，使得五藏功能与人体各种生理、情志表现及自然界的联系紧密形象起来，这一描述既基于观察也得益于比拟推导，从而形成了相对完整的五藏"意象"；《素问·金匮真言论》亦有语：

"岐伯曰:有东方青色,入通于肝,开窍于目,藏精于肝,其病发惊骇,其味酸,其类草木,其畜鸡,其谷麦,其应四时,上为岁星,是以春气在头也,其音角,其数八,是以知病之在筋也,其臭臊。南方赤色,入通于心,开窍于耳,藏精于心,故病在五藏,其味苦,其类火,其畜羊,其谷黍,其应四时,上为荧惑星,是以知病之在脉也,其音徵,其数七,其臭焦。中央黄色,入通于脾,开窍于口,藏精于脾,故病在舌本,其味甘,其类土,其畜牛,其谷稷。其应四时,上为镇星,是以知病之在肉也,其音宫,其数五,其臭香。西方白色,入通于肺,开窍于鼻,藏精于肺,故病在背,其味辛,其类金,其畜马,其谷稻,其应四时,上为太白星,是以知病之在皮毛也,其音商,其数九,其臭腥。北方黑色,入通于肾,开窍于二阴,藏精于肾,故病在溪,其味咸,其类水,其畜彘,其谷豆,其应四时,上为辰星,是以知病之在骨也,其音羽,其数六,其臭腐。"将四时、五种星宿、五谷、五畜等事物援入比拟五藏,使得五藏生理形象鲜活具体起来,指导人们进一步地认识并掌握五藏特性。还有《素问·灵兰秘典论》曰:"心者,君主之官也,神明出焉。肺者,相傅之官,治节出焉。肝者,将军之官,谋虑出焉。胆者,中正之官,决断出焉。膻中者,臣使之官,喜乐出焉。脾胃者,仓廪之官,五味出焉。大肠者,传道之官,变化出焉。小肠者,受盛之官,化物出焉。肾者,作强之官,伎巧出焉。三焦者,决渎之官,水道出焉。膀胱者,州都之官,津液藏焉,气化则能出矣。"将官制形象援入比拟五藏,使五藏的生理功能一目了然、生动具体。总之,"象数"思维方式下比拟推导出的藏府"意象"使得其生理活动、功能表现等难以直接观察的现象鲜活具体起来,使人们对于藏府的认识进一步加深。

(三)总结归纳藏府生理、病理及诊治规律

以"象数"思维直观观察得到的藏府"物象"以及比拟推导得出的藏府"意象"奠定了中医"司外揣内"的基础,如《素问·评热病论》言:"视其外应,以知其内脏,则知所病矣。"不仅是病理规律,五藏的生理、

诊治规律也得以进一步推导总结。

如《素问·上古天真论》曰："女子七岁，肾气盛，齿更发长。二七而天癸至，任脉通，太冲脉盛，月事以时下，故有子。三七，肾气平均，故真牙生而长极。四七，筋骨坚，发长极，身体盛壮。五七，阳明脉衰，面始焦，发始堕。六七，三阳脉衰于上，面皆焦，发始白。七七，任脉虚，太冲脉衰少，天癸竭，地道不通，故形坏而无子也。丈夫八岁，肾气实，发长齿更。二八，肾气盛，天癸至，精气溢写，阴阳和，故能有子。三八，肾气平均，筋骨劲强，故真牙生而长极。四八，筋骨隆盛，肌肉满壮。五八，肾气衰，发堕齿槁。六八，阳气衰竭于上，面焦，发鬓颁白。七八，肝气衰，筋不能动，天癸竭，精少，肾藏衰，形体皆极。八八，则齿发去。"便是在客观观察的基础上以"阳数七、阴数八"与"女子为阴，男子为阳"相合按"阴阳和合"的"意象"推导出的生长发育规律[52]；《素问·五脏生成》语曰："故色见青如草兹者死，黄如枳实者死……黑如乌羽者生，此五色之见生也。"在客观观察的基础上结合五藏与"五色"对应的意象归纳了望诊五色预后疾病的规律；还有如《灵枢·九宫八风第七十七》语曰："风从南方来，名曰大弱风，其伤人也，内舍于心，外在于脉，气主热……风从东南方来，名曰弱风，其伤人也，内舍于胃，外在肌肉，其气主体重。"则以方位与五藏相联系的"意象"推导归纳了自然界不正常的气候对于藏府的病理影响[53]；还有如三阴三阳、灵龟八法、三部九候等指导诊治疾病的方法皆得益于运用"象数"思维的推导总结。

三、小结

"象数"思维作为古人认识世界、解读自然的思维方式基础，奠定了整个中国传统文化思想的认识观和方法论，也从而对包括藏象理论在内的中医理论形成产生了深远的影响。在我们看来，"象数"思维对于藏象理论形成的影响包括认识藏府"物象"，比拟推导藏府"意象"以使其生理表现、功能活动形象具体，以及归纳总结藏府相关生理、病理及诊治规律三个方面。而这三个方面的内容都是值得我们重视并加以学习理解、实践运用的，切忌执着于其中某一方面而忽视其他内容，尤其是藏府"物象"，须知作为医学理论，藏象理论的可靠主要源自直观、客观的观察，而观察也是"象数"思维展开推导、总结规律的根本基础。

第二节 "气一元论"的渊源及其对藏象理论形成的影响

对于藏象理论的阐发，涉及较多的是"阴阳学说"和"五行学说"。但要知道，"气一元论"作为中国早期哲学思想之一，实际上成了诸多学说理论的基础哲学概念。在"气一元论"学说的支撑下，诸多学说才有了支撑点和理论依据。在一定程度上，了解"气一元论"的内涵意义，才能够理解许多中国古代文化的合理性、逻辑性。因此，我们有必要对于"气一元论"的渊源进行探讨，以便于认识这一学说的概念。

一、"气一元论"的学说渊源

（一）"气一元论"的产生与确立

在《说文解字》中解释"气"为"云气也"，说明古人最开始认为"气"是自然界的气流[54]；还有把"气"作为人体呼吸气息的，如《礼记正义·祭义注》语曰："气，谓嘻嘘出入者也"[55]。但真正把"气"作为宇宙本原进行探讨则经历了一段认识过程。

探讨世界的本原，一直是中国古代文化中十分重要的命题，也因此产生了诸如《易经》把世界看作由"天、地、风、雷、水、火、山、

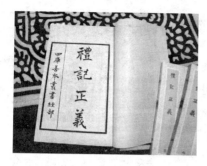

《礼记正义》，又名《礼记注疏》，是《五经正义》的第四部。此书原采用郑玄注20卷，孔疏70卷，南宋绍兴初年合刻并为63卷，附陆德明音义。《礼记正义》是学习、研究古代文化遗产的重要文献。汉代有郑玄作注，唐代有孔颖达为之正义，都是古人对《礼记》的注释，是今人阅读研究《礼记》的重要版本。

泽"八种自然现象构成的观点，还有五行学说把"金、木、水、火、土"看作构成万物最为基本物质的观点。到了春秋战国时期，开始出现"水地""精气"的说法。《管子·水地》有语曰"地者，万物之本原，诸生之根菀也，美恶、贤不肖、愚俊之所生也。水者，地之血气，如筋脉之通流者也"，还有"水者何也？万物之本原也，诸生之宗室也，美恶、贤不肖、愚俊之所产也"。在这里，世界的本原开始锁定在"水、地"上。综上，我们可以看到，从"八卦"到"五行"再到"水地"说，这一数目的逐渐减少标志着古代先贤的哲学认识逐步趋于高度概括，"气一元论"也就是在这种对世界本原不断探讨地背景下产生的[26]。

《管子·内业》有语曰"精也者，气之精者也""凡物之精，此则为生。下生五谷，上为列星。流行于天地之间，谓之鬼神。藏于胸中，谓之圣人。是故民气。杲乎如登于天，杳乎如入于渊，淖乎如在于海，卒乎如在于己。是故此气也，不可止以力，而可安以德；不可呼以声，而可迎以意"。开始出现"精气"的说法，并把"精气"看作五谷、列星、高山、大海、智慧等一切有形物质及无形精神的本原[26]。而老子《道德经》有云："道生一，一生二，二生三，三生万物，万物负阴而抱阳，冲气以为和。"正式把"气"看作了世界万物的本原，可视之为"气一元论"的滥觞[57]。之后，庄子传承老子的学说而在有关"气"的论述上多有发挥，如《庄子·至乐》语曰："察其始而本无生，非徒无生也而本无形，非徒无形也而本无气。杂乎芒芴之间变而有气，气变而有形，形变而有生。"进一步阐明了万物生于"气"，"气"是一切有形物质的基础。而《庄子·知北游》更是用"通天下一气耳"的观点，高度概括了"气"为世界的本原，使得"气一元论"正式成立[58]。

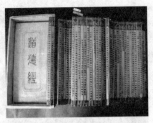

《道德经》，又名《老子》，由战国时期道家学派整理而成，记录了春秋晚期思想家老子的学说。是中国古代先秦诸子分家前的一部著作，为其时诸子所共仰，是道家哲学思想的重要来源。道德经分上下两篇，原文上篇《德经》、下篇《道经》，不分章，后改为《道经》在前，《德经》在后，并分为81章。是中国历史上首部完整的哲学著作。《德经》在前是谓修身自身心意，后《道经》是谓以身心精进，在体悟道之所传。

（二）"气一元论"的内容

对于"气一元论"的所涉及的内容，古代学者多有阐发，使这一学说不断得以充实并被运用到各个学科之中。如对于"气"是宇宙本原的说法，先秦时期的荀子在《荀子·礼论》中有语："天地合而万物生，阴阳接而变化起。"还有《荀子·王制》语"水火有气而无生，草木有生而无知，禽兽有知而无义，人有气、有生、有知亦且有义，故最为天下贵"[59]。东汉时期的王充在《论衡·自然》中有语"天地合气，万物自生"[48]。《公羊传解诂》也有语"元者，气也。无形以起，有形以分，造起天地，天地之始也"[60]。都是后来学者在前人言论基础上进一步肯定了"气"为宇宙本原的说法。而对于"气"的运动形式，许多学说也多有阐发，如《素问·六微旨大论》有语："岐伯曰：出入废则神机化灭，升降息则气立孤危。故非出入，则无以生长壮老已；非升降，则无以生长化收藏。是以升降出入，无器不有。"表明了"气"有升降出入的运动形式，且只有不断运动才使得世界能无时无刻充满生机地发生变化。而《吕氏春秋·召类》有语"类同则召，气同则合，声比则应"，《鹖冠子·环流》有言"万物相加而为胜败，莫不发于气"[61]。则表明了"气"在自然界也作为一种介质的存在，

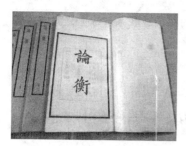

《论衡》是中国历史上东汉时期思想家王充的一部著作，是一部宣传无神论的檄文，是一部古代唯物主义的哲学文献。在中国哲学史上具有划时代的意义。"衡"字本义是天平，《论衡》就是评定当时言论价值的天平。它的目的是"冀悟迷惑之心，使知虚实之分"（《论衡·对作》篇）。

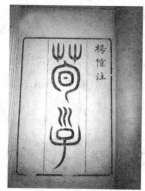

《荀子》一书，既是先秦重要的哲学著作，也是重要的散文集。全书基本上都是独立的专题散文，每篇都有题，作为各篇内容的概括。其中《大略》《宥坐》等最后6篇，疑为门人弟子所记。荀子认为言论、辩论十分重要。他说"志好之，行安之"，还要"乐言之"，所以"君子必辩"（《非相》）。他的文章长于说理，尤长于辩驳。正面论述时，往往从一个问题上发端，演绎开去，分析、比较、综合，层出不穷，论据充实，颇具声势。

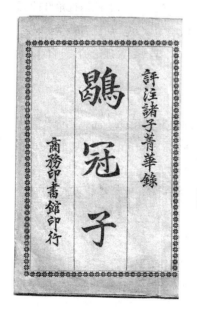

《鹖冠子》是先秦道家著作。其说大抵本于黄老而杂以刑名。《汉书·艺文志》作者为楚人，居深山，以鹖为冠，应劭《风俗通义》佚文说鹖冠氏，楚贤人，以鹖为冠，因氏焉，鹖冠子著书与《汉书》相合。该书《王铁篇》有柱国、令尹等楚官名，足见鹖冠子确为楚人。鹖冠子生于战国时期，终生不仕，以大隐自称。史评鹖冠绵绵，丞发深言。奇言奥旨，每每有也。

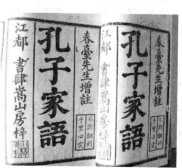

使得万事万物之间都可以因为"气"而感应、联系。综上，我们可以看到，经由历代学者探讨，基本确立了"气一元论"的内容主要包括："气"是宇宙的本原；万事万物皆由"气"构成；"气"具有"升降出入"的运动形式；只有"气"不断地运动，世界才有生机变化；"气"还是事物之间的介质，因为有"气"的存在使得事物之间可以产生普遍联系。

"气"作为宇宙本原，自然也是人体形成的根本来源，如《庄子·知北游》语曰："人之生，气之聚也，聚则为生，散则为死。"[58]《管子·心术》也说："气者，身之充也。[26]"由此，"气一元论"开始逐步渗透入生命乃至医学的阐发，成为中医学诸多理论的基础。

二、"气一元论"对于藏象理论形成所产生的影响

在中国古代先贤的阐发下，"气"成为宇宙间形成万事万物的根本，而立足于"气一元论"的思想，古人对于自然、生命的认识视角开始变得宏观、广泛。藏象理论正是基于古代医学家宏观、广泛看待生命体的视角而形成的。在我们看来，"气一元论"带给藏象理论的影响有以下三个方面。

（一）具备唯物的认识观

在许多人看来，中医学用以阐释理论而借用的"气一元论""阴阳五行"是缥缈虚构的，实则不然。通过研究，我们认为，古人开始运用"气一元论"等学说阐发理论正是唯物观的开端，就是这些学说首先把人类目不能及的细小精微的物质和无影无形的变化表达了出来，用朴素直接的语言对各类自然现象进行了直观描述，而非责之于"鬼神学说"，已经可以称之为"唯物的认识观"了，即力求在认识和表达的过程中赋予尚且未知的事物以实物的形象来肯定其物质性。

据学者统计，《内经》有八十余种"气"的说法，除了一部分阐

述的是人体功能、能量、信息等内容，绝大部分描述的是物质实体的功能变化[62]。如《素问·上古天真论篇》有语："岐伯曰：女子七岁肾气盛，齿更发长。二七而天癸至，任脉通，太冲脉盛，月事以时下，故有子。……丈夫八岁肾气实，发长齿更。二八肾气盛，天癸至，精气溢泻，阴阳和，故能有子。……"就是用"肾气""肝气"的描述实物化了人们肉眼所不能见的肝肾功能，由此使人们对于肝肾功能有了客观直接的认识。还有如《素问·生气通天论》有云："是故味过于酸，肝气以津，脾气乃绝。味过于咸，大骨气劳，短肌，心气抑。味过于甘，心气喘满，色黑，肾气不衡。味过于苦，脾气不濡，胃气乃厚。味过于辛，筋脉沮弛，精神乃央。"也是以"肝气、肾气"等"藏气"代表藏府功能。类似于这种将人们肉眼不能见的功能、作用、性质等冠之以"气"的说法还有很多，如代表生理物质的胃气、经气、脉气、真气、宗气、营气、卫气、血气、筋膜之气、清气、浊气、精气等，病理物质如"邪气"等[63]。我们认为，古代先贤客观观察人体生理病理现象，在遇到肉眼不能及的现象和物质时则以"气"冠名而实现了唯物化，没有以"鬼神之说"阐释，已经是一种客观承认事物现象的唯物观。因此"气一元论"对于藏象理论形成产生了深远的唯物观影响，而以"气"树立理论的唯物观，也是当时所能采取的最为可靠的科学方法。

（二）形成恒动的认识观

如前所述，先秦、两汉时期的"气一元论"学说内容中还描绘了"气"的运动，认为"气"是具有活力、生机勃发而运动不息的物质。而气所构成的万事万物也都处在无休止的运动变化之中[64]。如《素问·六微旨大论》中除概括"气"的运动为"升降出入"的形式以外，还提出了与"气"相关的恒动观，有语"岐伯曰：夫物之生从于化，物之极由乎变，变化之相薄，成败之所由也。故气有往复，用有迟速，四者之有，而化而变，风之来也。帝曰：迟速往复，风所由生，而化而变，故因盛衰之变耳。成败倚伏游乎中何也？岐伯曰：成败倚伏生乎动，动而不已，则变作矣。帝曰：有期乎？岐伯曰：不生不化，静之期也"。强调了"气"往来进退、缓慢迅速促使物质产生不同的运动变化，而不断地运动变化则是生命运转的常态和根本。由此可见，"气一元论"运动不息的理论内容使得中医学形成了一种恒动的认识观，从而中医先贤善于以变化发展的视角认识和观察生命。而藏象理论也正是在这一种视角下所形成的。

如在《灵枢·营卫生会》中有语"岐伯答曰：人受气于谷，谷入于胃，以传与肺，五藏六府，皆以受气。其清者为营，浊者为卫，营在脉中，卫在脉外，营周不休，五十而复大会。阴阳相贯，如环无端。卫气行于阴二十五度，行于阳二十五度，分为昼夜，故气至阳而起，至阴而止。故曰：日中而阳陇为重阳，夜半而阴陇为重阴。故太阴主内，太阳主外，各行二十五度，分为昼夜。夜半为阴陇，夜半后而为阴衰，平旦阴尽而阳受气矣。日中为阳陇，日西而阳衰，日入阳尽而阴受气矣。夜半而大会，万民皆卧，命曰合阴。平旦阴尽而阳受气，如是无已，与天地同纪"。描述了水谷之气进入体内后分化为"营卫"二气运行周身不休，用"阴阳营卫"阐述不同时间段人体所产生的不同生理变化；还有如《素问·六微旨大论》有言"岐伯曰：显明之右，君火之位也；君火之右，退行一步，相火治之；复行一步，土气治之；复行一步，金气治之；复行一步，水气治之；复行一步，木气治之；复行一步，君火治之。相火之下，水气承之；水位之下，土气承之；土位之下，风气承之；风位之下，金气承之；金位之下，火气承之；君火之下，阴精承之。帝曰：何也？岐伯曰：亢则害，承乃制，制则生化，外列盛衰，害则败乱，生化大病"。则通过六气的变化表明了五行之间存在生克制化、亢害承制等运动变化关系，并强调正常的生克制化是维持事物生化不息的基础，而过度的生克制化则会产生病变。类似"营卫"和"五行生克制化"等都是藏象理论形成过程中不可或缺的重要概念，而"气一元论"的恒动变化成为这些概念成立的基础。更为明显体现恒动观的有关藏象理论的阐述还有《素问·藏气法时论》语曰："病在肝，愈于夏，夏不愈，甚于秋，秋不死，持于冬，起于春，禁当风。肝病者，愈在丙丁，丙丁不愈，加于庚辛，庚辛不死，持于壬癸，起于甲乙。肝病者，平旦慧，下晡甚，夜半静。肝欲散，急食辛以散之，用辛补之，酸写之。病在心，愈在长夏，长夏不愈，甚于冬，冬不死，持于春，起于夏，禁温食热衣。心病者，愈在戊己，戊己不愈，加于壬癸，壬癸不死，持于甲乙，起于丙丁。心病者，日中慧，夜半甚，平旦静。心欲软，急食咸以软之，用咸补之，甘写之。病在脾，愈在秋，秋不愈，甚于春，春不死，持于夏，起于长夏，禁温食饱食湿地濡衣。脾病者，愈在庚辛，庚辛不愈，加于甲乙，甲乙不死，持于丙丁，起于戊己。脾病者，日昳慧，日出甚，下晡静。脾欲缓，急食甘以缓之，用苦写之，甘补之。病在肺，愈在冬，冬不愈，甚于夏，夏不死，持于长夏，起于秋，禁寒饮食寒衣。肺病者，愈在壬癸，壬癸不愈，加于丙丁，丙丁不死，持于戊己，起于庚辛。肺病者，下晡慧，日中甚，夜半静。肺欲收，急食酸以收之，用酸补之，辛写之。病在肾，愈在春，春不愈，甚于长夏，长夏不死，持于秋，起于冬，禁犯焠熄热食温炙衣。肾病者，愈在甲乙，甲乙不愈，甚于戊己，戊己不死，持于庚辛，起于壬癸。肾病者，夜半慧，四季甚，下晡静。肾欲坚，急食苦以坚之，用苦补之，咸写之。"用恒动的视角对各藏府疾病的发展变化进行了预判，以运动的眼光对各藏府可能的病变情况进行了指导。综上可知藏象理论在形成过程中处处体现了"气一元论"所带来的恒动观影响。

（三）形成整体系统的思维模式

整体观一直是中医学的重要理念，旨在强调事物的整体性与统一性，而"气一元论"的学说为这一理念的产生奠定了基础[57]。整体观念包含两个方面的内容，一是人体本身是一个有机的整体，二是人与自然息息相关而具有统一性。如前所述，正是因为古人把"气"作为世间万物形成的本原，从而使得"气"在事物之间具有了介质作用，促使世间万物能够相互感应，甚至有相似相通之处，正是这一点使"气一元论"成为了整体观的重要理论基础，也促进了藏象理论的进一步完善。

在《素问·四气调神大论》中有语："春三月，此谓发陈，天地俱生，万物以荣，夜卧早起，广步于庭，被发缓形，以使志生，生而勿杀，予而勿夺，赏而勿罚，此春气之应，养生之道也。逆之则伤肝，夏为寒变，奉长者少。夏三月，此谓蕃秀，天地气交，万物华实，夜卧早起，无厌于日，使志无怒，使华英成秀，使气得泄，若所爱在外，此夏气之应，养长之道也。逆之则伤心，秋为痎疟，奉收者少，冬至重病。秋三月，此谓容平，天气以急，地气以明，早卧早起，与鸡俱兴，使志安宁，以缓秋刑，收敛神气，使秋气平，无外其志，使肺气清，此秋气之应，养收之道也，逆之则伤肺，冬为飧泄，奉藏者少。冬三月，此谓闭藏，水冰地坼，无扰乎阳，早卧晚起，必待日光，使志若伏若匿，若有私意，若已有得，去寒就温，无泄皮肤，使气亟夺，此冬气之应，养藏之道也。逆之则伤肾，春为痿厥，奉生者少。"便首先将四季气候与藏府生理联系起来，阐述了人体藏府与自然之气联系相应的观点。还有如《素问·金匮真言论》中有语"黄帝曰：八风发邪，以为经风，触五藏，邪气发病。所谓得四时之胜者，春胜长夏，长夏胜冬，冬胜夏，夏胜秋，秋胜春，所谓四时之胜也。东风生于春，病在肝，俞在颈项；南风生于夏，病在心，俞在胸胁；西风生于秋，病在肺，俞在肩背；北风生于冬，病在肾，俞在腰股；中央为土，病在脾，俞在脊。故春气者病在头，夏气者病在藏，秋气者病在肩背，冬气者病在四支。故春善病鼽衄，仲夏善病胸胁，长夏善病洞泄寒中，秋善病风疟，冬善病痹厥。故冬不按蹻，春不鼽衄，春不病颈项，仲夏不病胸胁，长夏不病洞泄寒中，秋不病风疟，冬不病痹厥，飧泄，而汗出也。夫精者，身之本也。故藏于精者，春不病温。夏暑汗不出者，秋成风疟。此平人脉法也"

进一步将自然界的"八风"与人体病变联系在一起，并把四时气候与相应藏府及身体部位联系起来，更突出了中医学对人体、自然认识上的整体观念。总体来说，我们认为，这种把自然之气与相关藏府联系起来和把藏府与相应身体部位联系起来以全面考量人体生理病理状况的整体观思维方式就是建立在以"气"作为自然界普遍事物介质的基础之上。而《灵枢·决气》所言："余闻人有精、气、血、津液、脉，余意以为一气耳。"更是以"气"高度整体地概括人体生理。正如《素问·至真要大论》有语"本乎天者，天之气也。本乎地者，地之气也。天地合气，六节分而万物化生矣"，还有《素问·天元纪大论》有语"太虚寥廓，肇基化元，万物资始，五运终天，布气真灵，把统坤元"，以及《素问·宝命全形论》语曰："人以天地之气生，四时之法成。"强调了在"气"的基础上万事万物俱备的整体性，也从而阐明"气"使人与天地、四时相应相关。可以说最终"气"所体现的介质作用以及"气一元论"的高度概括性使藏象理论形成了"人体内部藏府组织相联系、藏府与人体各部位相联系及藏府与自然变化息息相应"这一整体系统的思维模式。

三、小结

"气一元论"作为先秦、两汉时期古代先贤原创的朴素的唯物主义观，被广泛地用来阐发认识当时所不能理解、不能观察到的细微物质以及事物的精微变化，是当时所能够采取的相对客观科学的阐述方法，是一种认识世界万物的高度概括学说。在观察和实践的过程中先贤把"气"作为世界本原，并认识到了"气"的不断运动变化以及"气"联系万事万物的作用，最终"气一元论"成了诸多学说的逻辑支撑学说，也自然被引入到医学领域。而藏象理论在形成过程中受"气一元论"影响而以"气"描绘诸多藏府功能表现、变化和联系，形成了唯物、恒动的认识观以及整体的思维方式。"气一元论"给藏象理论的形成带来了这些影响之后，也贯穿了其在后来的发展演化。

第三节　阴阳学说的形成发展及其对藏象理论形成的影响

在中国文化史上，阴阳的概念形成得很早，最为朴素，却适用范围极广，也一直在不断地发展演化、充实完善。作为中国文化思想中重要的哲学概念，阴阳被中国传统文化的诸多学术理论所引用来阐述不同的学术观点，春秋战国时期诸子百家的学说涉及人文、政治、天文、地理、医学、物候等内容，但在阐述学说的过程中，总会运用到阴阳等概念，说明了阴阳学说的普遍性和实用性。而在各家引用发挥阴阳学说的过程中，该学说也进一步得到了补充与发挥。同样，中医学藏象理论在产生过程中亦引入阴阳作为重要的理论概念，因此阴阳学说对藏象理论的形成发展产生了重要影响。所以，在探讨学科理论与传统文化关系的过程中，我们有必要厘清阴阳等根本概念。

一、阴阳学说的形成与发展

（一）阴阳概念的形成

"阴阳"二字出现得很早，目前已知在甲古文中出现了"阳"字，尚未发现"阴"字；而金文中"阴阳"二字皆见。但当时，阴阳还只是作为普通的词语存在于世，并未涉及广泛的事物内容，其意义也只是简单地作为"光明与幽暗"存在[65]108。在一些年代较早的古代文献中，还可以看到"阴阳"原本的意义，如《诗经》中《邶风·终风》"曀曀其阴，虺虺其雷"；《小雅·黍苗》"芃芃黍苗，阴雨膏之"；以及《豳风·七月》"春日载阳，有鸣仓庚"；《大雅·皇矣》"度其鲜原，居歧之阳"等内容[66]，虽有"阴、阳"二字，但其意义无外乎指阴雨天气和明亮向阳之处。

但"阴阳"作为一种理念的产生，却并未桎梏于当时字面意义的局限。普遍认为，"阴阳"概念的肇始与"八卦"的产生息息相关[9]5。大约在殷、周之际，古人便已将四对对立的现象（天地、风雷、水火、山泽）高度概括为"八卦"，用"－－、—"（后来的典籍才称其为"阴爻、阳爻"）的不同排列组合分别代表"八卦"，反映了一种朴素的矛盾对立、相反相成思想，尽管在当时著作中并没有直接赋予其"阴阳"的称谓，在我们看来可视之为阴阳概念产生的滥觞。

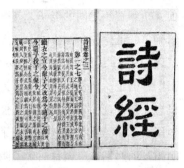

《诗经》中最早的作品大约成于西周初期，根据《尚书》上所说，《豳风·鸱鸮》为周公旦所作。2008 年入藏清华大学的一批战国竹简（简称清华简）中的《耆夜》篇中，叙述武王等在战胜黎国后庆功饮酒，其间周公旦即席所作的诗《蟋蟀》，内容与现存《诗经·唐风》中的《蟋蟀》一篇有密切关系。最晚的作品成于春秋时期中叶，据郑玄《诗谱序》记载是《陈风·株林》，跨越了大约 600 年。

（二）阴阳学说的确立与发展

根据目前文献所载，直到春秋时期，才逐渐有一些学者在生产和认识逐渐积累的过程中开始直接用阴阳描绘事物的发生，如《国语·周语上》中伯阳父用"天地间阴阳二气失调"来解释地震，《国语·越语下》载范蠡论"治国之道要因循阴阳变化的规律"等内容，逐渐地开始赋予"阴阳"二字更多的意义来诠释自然现象、政治军事等。但至此，"阴阳"仍未成为能够贯穿一切事物的核心学说[28]236。

约生活于公元前 571 年到公元

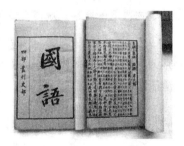

《国语》是中国最早的一部国别体著作。记录了周朝王室和鲁国、齐国、晋国、郑国、楚国、吴国、越国等诸侯国的历史。上起周穆王十二年（前 990）西征犬戎（约前 947 年），下至智伯被灭（前 453 年）。包括各国贵族间朝聘、宴飨、讽谏、辩说、应对之辞以及部分历史事件与传说。

前 477 年百年之间的老子，其著《道德经》说出了关于"道"的著名语句："道生一，一生二，二生三，三生万物，万物负阴而抱阳，冲气以为和。"提到了"阴阳"。尽管通本《道德经》也仅在此处出现"阴阳"，但也从此使"阴阳"成为道家论述学说时需要运用的重要衔接概念，并发现了运用"阴阳"描绘事物的自然与方便，这一思想逐步地影响了诸子百家。直到《庄子·天下第三十三》有言"《易》以道阴阳"的时期，应该是明确了阴阳学说作为《易经》的主要思想，也代表了阴阳学说约在战国中晚期开始相对流行[67]。而《易传》(《十翼》)的产生，无疑对"阴阳学说"的确立、充实以及成为相对权威的理论起到了推动作用，如《说卦》云："立天之道曰阴与阳，立地之道曰柔与刚……"表明"阴阳"能够代表普遍的对立依存关系；《系辞上》云："一阴一阳谓之道，继之者，善也；成之者，性也……"则表明了阴阳作为自然普遍规律的权威性；《系辞下》则云："乾，阳物也，坤，阴物也。阴阳合德，而刚柔有体，以体天地之撰，以通神明之德……"表明了"阴阳学说"开始成为一切变化的统一说法，可谓之"天下大道"，是事物普遍的属性、规律[68]。至此，"阴阳学说"基本成熟完备，并广泛地为当时诸子百家各个学派所借鉴发挥，普遍地用来描述各种事物的发明发现，其内涵意义、指向比类不断地被充实完善，也得以渗透于医学理论之中。

（三）阴阳学说的内涵与特性

至秦汉时期，诸多学者已然达成共识，认同"阴阳学说"可以用来描绘宇宙间万事万物发生发展变化的普遍规律。如《吕氏春秋·大乐》云："万物所出，造于太一，化于阴阳。"《吕氏春秋·知分》："凡人物者，阴阳之化也；阴阳者，造乎天而成者也。"[69]在这一期间，"阴阳学说"的权威性及内涵特性已基本确立，并为诸多学者所论述。

先秦时期诸多学者对于阴阳的内涵外延多有阐发，一般将带有向上、光明、火热等积极属性的事物代表"阳"，而把向下、阴暗、冰冷等属性的事物代表"阴"。但总体来说，"阴阳学说"实际是阐述存在事物之间或事物内部矛盾对立、相互依存等关系的学说，认为万物皆有阴阳属性的存在，并按照阴阳的发展规律而不断地发生变化。而阴阳的发展规律特性主要包括四个方面：一是对立统一，指二者有着相反相成的关系，对此《素问·阴阳应象大论》中曾论述："积阳为天，积阴为地。阴静阳躁，阳生阴长，阳杀阴藏……"表明了阴阳对立矛盾却又统一互促的关系。二是动静升降，指的是二者的运动形式，《素问·阴阳应象大论》有云："清阳上天，浊阴归地，是故天地之动静，神明为之纲纪，故能以生长收藏，终而复始。"就阐述了这种上下升降、周而复始的关系是事物发展的正常规律。三是互根依存，指二者互相影响且互相维系，是一种你中有我、我中有你的关系，如《文子·微明》有云"阳中有阴，阴中有阳，万事尽然，不可胜明"[70]，表明了这种互相依存的关系，中医学常称之为"互根互用"。四是剥复转变，指的是事物不断发展更新、周而复始、物极必反、剥极必复，如《素问·阴阳应象大论》所说的"寒极生热，热极生寒""重寒则热，重热则寒……故重阴必阳，重阳必阴"等内容不仅描述了阴阳剥复规律，且也是生理病理现象的实际阐发。

阴阳学说在先贤总结阐发之下愈发完备成熟，并贯穿渗透于医学理论之中，《黄帝内经》中藏象理论的形成便借鉴了已经相对成熟稳定的"阴阳学说"，深受其影响且反过来也发展了阴阳学说。

二、阴阳学说对藏象理论形成的影响

藏象理论的产生确立肇始于《黄帝内经》，这一理论产生的过程受到文化背景、技术水平的影响而难免需要借助当时丰富而成熟的文化思想以阐发[71]。在这一前提下，阴阳学说成为贯穿《黄帝内经》诸多医学理论的纲领与核心，因此我们可以看到，仅在《黄帝内经素问》

的八十一篇内容中，就有四十五篇论及阴阳，阴阳学说与生理、病理、诊断、治疗的内容都密切相关，而我们在研究中主要探讨的是其对藏象理论形成所产生的影响。

（一）确立藏象理论阐发的根本原则

在《黄帝内经》中，直接而单纯地将"阴阳"与"藏象"结合起来进行论述的内容并不算多，但不能就此认为阴阳学说对于藏象理论的形成所产生的影响不大，反而其有着提纲挈领、贯彻始终的重大影响。

首先《黄帝内经》在专门阐述阴阳的篇章中，就已经表明了以其作为包括藏象理论在内几乎所有中医理论阐述时所应遵循的根本原则。《素问·阴阳应象大论》开篇便有语"黄帝曰：阴阳者，天地之道也，万物之纲纪，变化之父母，生杀之本始，神明之府也。治病必求于本"。可以说为不仅承接了秦汉时期多数学者所达成的关于"阴阳学说"普遍适用的共识，同时为整本《黄帝内经》中医学理论的阐发定下了根本原则，表明无论是养生、藏象、经络、诊断、治则、治法等各个理论及理论所描绘的各个事物都可以阴阳作为根本原则进行剖析解读。据此，《黄帝内经》在阐述藏象理论时几乎所有的内容都遵循了这一根本原则。抛开直接单纯以"阴阳"论述藏象的篇章（如《素问·金匮真言论》《素问·六节藏象论》等），在其他与藏象理论相关的篇章中，也可见"阴阳"的学说贯穿，如《素问·上古天真论》中"岐伯曰：女子七岁……男子八岁……"以代表阳、阴的"七、八"之数作为男女的生理节律描述身体肾气的生长、盛壮乃至衰败。《素问·五藏别论》中"岐伯对曰：脑、髓、骨、脉、胆、女子胞，此六者地气之所生也，皆藏于阴而象于地，故藏而不写，名曰奇恒之腑……"用"藏泻、满实"等区别藏府。《灵枢·本神篇》"肝气虚则恐，实则怒……脾气虚则四肢不用、五藏不安，实则腹胀经溲不利……心气虚则悲，实则笑不休……肺气虚则鼻塞不利少气，实则喘喝胸盈抑息……肾气虚则厥，实则胀，五藏不安。必审五藏之病形，以知其气之虚实，仅而调之也"。以"虚实"论述五藏病状。《灵枢·寿夭刚柔篇》"伯高答曰：形与气相任则寿，不相任则夭。皮与肉相果则寿，不相果则夭。血气经络胜形则寿，不胜形则夭。黄帝曰：何谓形之缓急？伯高答曰：形充而皮肤缓者则寿，形充而皮肤急者则夭……"用皮肤、血脉、骨肉的缓急、大小、厚薄、坚脆等内容判别人体健康状况。《灵枢·本藏篇》"五藏者，固有高下大小坚脆端正偏倾者，六府亦有小大长短厚薄结直缓急……"以各藏府大小、高下、坚脆、端正偏倾等列述病状等。这些篇章论述与藏象相关的生理、病理等内容的过程中，并未全部直接冠以阴阳的概念，但其语言描述中充满了"虚实、大小、上下、坚脆、缓急"等代表对立矛盾的内容，时刻通过抓住藏象表现的主要矛盾以阐发理论。其他文中涉及藏象理论的论述方式还有诸如"天地、贵贱、父母、左右"等说法。我们认为，这一种表述方式尽管没有直接以"阴阳"冠名，却体现的是以"阴阳学说"为根本的思想，彰显了《黄帝内经》在藏象理论形成的阐发过程中为阴阳学说所高度渗透，而不言自明。

还有如《素问·阴阳应象大论》"故曰：天地者，万物之上下也；阴阳者，血气之男女也；左右者，阴阳之道路也；阴阳者，万物之能使也"。不仅格外强调了阴阳学说在自然界普遍适用，也为阴阳学说作为藏象理论形成以及之后其他医家发展这一理论时所必须遵循的根本原则定下了基调。

（二）为藏象理论的阐发做出类推范式

在藏象理论的形成雏形中，《黄帝内经》里有部分篇章也直接将"阴阳"的性质赋予了人体各部位及藏器官窍。如《素问·阴阳应象大论》："故清阳出上窍，浊阴出下窍；清阳发腠理，浊阴走五藏；清阳实四肢，浊阴归六府。"初步描述了上下官窍、五藏四肢六府的阴阳属性。《素问·金匮真言论》："言人身之阴阳，则背为阳，腹为阴；言人身之藏腑中阴阳，则藏者为阴，腑者为阳，肝、心、脾、肺、肾五藏皆为阴，胆、胃、大肠、小肠、膀胱、三焦六腑皆为阳。……故背为阳，阳中之阳，心也；背为阳，阳中之阳，肺也；腹为阴，阴中之阴，肾也；腹为阴，阴中之阳，肝也；腹为阴，阴中之至阴，脾也。此皆阴阳表里、内外、雌雄相输应也，故以应天之阴阳也。"进一步相对详细地对人体各部位及藏府进行了阴阳定性。我们认为，进行这样一种阴阳属性赋予的意义有两方面，首先是初步以阴阳学说对人体各部组织器官进行属性确定，使人们在认识人体生理的过程中确立基本立体的阴阳藏象观；但更为重要的是，这一理论阐发方式的意义并非在于对藏府组织绝对的定性定位，而是旨在通过这样一种表述方式为藏象理论的阐发作出一个类推的范式，通过这一示范作用启迪人们在医学研究的过程中善于主动地运用类似如此阴阳关系的方式诠释生理现象、推导生理演化过程，正如《素问·金匮真言论》开篇有语曰："故曰：阴中有阳，阳中有阴。"还有如《素问·阴阳离合论》有语曰："岐伯对曰：阴阳者，数之可十，推之可百，数之可千，推之可万，万之大不可胜数，然其要一也。"这便是道明了阴阳学说在医学理论运用过程中的真正意义，即凡是万物都有阴阳关系的存在，紧抓这一认识便能灵活辨证地解决医学问题。因此，先贤反复赋予人体藏府组织官窍阴阳属性的意义在于，作出阴阳学说运用的类推范式以启迪人们能主动灵活以阴阳观进行包括藏象理论在内的医学理论探究，并非是单纯而绝对的对人体生理进行了阴阳定性。

（三）阴阳学说形成中医学对于藏象理论根本的认识观

我们认为，基于阴阳学说对于藏象理论形成所带来的两个方面影响，不仅先贤们在《黄帝内经》中对于藏象理论的形成遵循了阴阳学说作为根本原则进行阐发论述，且历代医家在藏象理论今后的研究发展过程中多遵循这一原则并在阴阳藏象学说类推范式的启迪下进一步在"藏"的内部区别阴阳、论述机理，可谓影响深远。也可以说，阴阳学说促使中医学者在医学领域内形成了以符合阴阳关系及其发展规律特性的认识观。

三、小结

综上可知，阴阳学说起源很早，但赋予"阴阳"二字丰富的理论内涵并最终确立成熟的阴阳学说涵义、属性却经历了长时间的演化发展。在先秦两汉时期，阴阳学说已经基本确立了相对稳定的内涵意义，因此被广泛地引入了各个学科领域，中医学亦不例外。从藏象理论形成过程中便可以看出阴阳学说广泛而深刻的影响，在我们看来，阴阳学说对于藏象理论形成的影响主要在于两方面，一是确立了认识、诠释藏象理论的根本原则，使得阴阳学说的理念深刻渗透贯穿于整个藏象理论形成过程的阐发论述；二是为以阴阳学说进行藏象理论研究及构建做出了类推范式，以此启迪人们在今后医学理论探究过程中对于阴阳学说的运用。总而言之，阴阳学说作为描述事物之间及事物内部既对立矛盾又辨证统一的重要文化思想，对藏象理论及其他医学理论的形成有着重要积极的意义，值得学者们进一步探究 [72]。

第四节 五行学说的形成发展及其对藏象理论形成的影响

五行学说同样是中国文化史上产生极早且十分重要的概念之一。这一概念被古代学者广泛地运用于学术阐发及史实记载之中，也自然而然地渗透入医学。而藏象理论无疑是中医学领域内与五行学说联系最为紧密的理论，因此五行学说对这一理论的形成产生了极为重要的影响，乃至今日仍是中医领域内认识人体生理、病理的重要概念，也是历代医家反复探讨、不断探究的重要医学命题。可以说，在一定程度上，掌握了五行学说的内涵意义是理解和认识中医学藏象理论不可或缺的重要环节。本节旨在探讨这一学说在先秦两汉时期产生发展的渊源，并尝试归纳概括这一学说对于藏象理论产生的影响。

一、五行学说的形成与发展

（一）五行学说的产生

据文献所载，"五行"第一次作为具体内容的呈现源自《尚书·周书·洪范》里著名的"洪范九畴"[9]10，即箕子向周武王论述九项"天地之大法"，其中"九畴"第一项便论述了五行：一曰水，二曰火，三曰木，四曰金，五曰土；水曰润下，火曰炎上，木曰曲直，金曰从革，土爰稼穑；润下作咸，炎上作苦，曲直作酸，从革作辛，稼穑作甘。用朴素的语言描绘

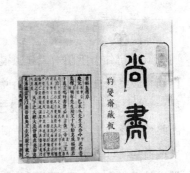

《尚书》，又称《书》或《书经》，是中华民族第一部古典文集和最早的历史文献，它以记言为主。自尧舜到夏商周，跨越 2000 年历史。是《三坟五典》的可考记录。《尚书》的尚常见有三种解释方法：一种说法认为"上"是"上古"的意思，《尚书》就是"上古的书"；另一种说法认为"上"是"尊崇"的意思，《尚书》就是"人们所尊崇的书"。

了五种人们日常生活中所接触到的代表性事物，并对五种事物的特点、属性进行了初步的描绘，可以视之为"五行学说"的滥觞。尽管在《洪范》中，以及《尚书》的其他篇章中有不少诸如"五事、五典、五礼"等内容出现，但当时它们之间尚未产生系统而广泛的联系，也因此《洪范》给出的五行概念并未明确系统的五行联系以及五行广泛的内涵外延。

（二）五行学说的发展与确立

虽然当时五行学说尚未充实并成为系统，但与这种学说相类似的对于事物认识归纳的方法逐渐流行了起来。《礼记·学记》有云："古之学者，比物丑类。[73]"便是这一思维方式的直观描述，也即《韩非子·难言》所说的"连类比物"。而这一思想从先秦时期便已经开始变得十分活跃，如有学者曾说："整个先秦时期，几乎很少有思想家不谈论五行，所差别的只是分量的多寡和方面的不同而已。[74]"

在周代史书《国语》中便可见到为数不少以"五"为单位进行的论述，如《国语·周语》有"五味实气、五色精心、五声昭德、五义纪宜"

的说法，《国语·鲁语上》有"及地之五行，所以生殖也"的说法，《国语·郑语》有"夫和实生物，同则不继……故先王以土与水火金木杂，以成百物。是以和五味以调口……"的说法[65]11-12。从诸多春秋时代的著作中我们可以看到与五行学说类似说法的流行，尽管仍尚未成为体系，但可以看到五行学说所涉及的资料在不断积累。如《孔子家语》有载"孔子曰：昔丘也闻诸老聃曰'天有五行，水、火、金、木、土'，分时化育，以成万物[75]"。标志着五行的说法逐渐有了代表性的地位，《左传·昭公二十五年》有载"……生其六气，用其五行，气为五味，发为五色，章为五声……"逐步开始广泛地集合五行的资料，甚至在《左传·昭公三十二年》有"火胜金，故弗克"及《左传·哀公九年》有"水胜火，伐姜则可"等五行相胜的说法[76]。

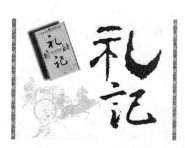

《礼记》，西汉戴圣对秦汉以前汉族礼仪著作加以辑录，编纂而成，共49篇。十三经之一。是战国以后及西汉时期社会的变动，包括社会制度、礼仪制度和人们观念的继承和变化。49篇分属于制度、通论、名堂阴阳、丧服、世子法、祭祀、乐记、吉事等，它阐述的思想，包括社会、政治、伦理、哲学、宗教等各个方面，其中《大学》《中庸》《礼运》等篇有较丰富的汉族哲学思想。东汉末年，著名学者郑玄为《小戴礼记》作了出色的注解，后来这个本子便盛行不衰。

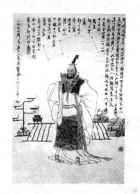

邹衍是战国时期阴阳家学派代表人物与五行学说代表人物，华夏族，战国末期齐国人。生卒年不详，据推断大约生于公元前324年，死于公元前250年，活了70余岁。相传墓地在今山东省章丘市相公庄镇郝庄村。主要学说是五行学说、五德终始说和大九州说，又是稷下学宫著名学者，因他尽言天事，当时人们称他谈天衍，又称邹子。他活动的时代后于孟子，与公孙龙、鲁仲连是同时代人。

直到战国时期，得益于著名的阴阳家邹衍的《五德终始说》，五行相胜（相克）理论得以进一步完善，尽管其内容是以五行相胜描述朝代更迭，有一定的唯心成分，但对于五行学说来说是一次完善与发挥。而五行相生的理论尽管在战国时期已然形成并流行，如《管子》《礼记·月令》《吕氏春秋·十二纪》等书中已经按照"木、火、土、金、水"这种相生的顺序排列，从而对大量的事物进行五行属性的归纳与描述（如四时、五方、五畜、五音、五虫等），但并未出现"木生火、火生土……[77]"这种直言相生关系的说法；包括《黄帝内经》在内，往往用藏府之间的相生关系表现出五行相生的理论，亦并未直言其间的相生关系。直到西汉《淮南子·天文训》有语曰："甲乙寅卯，木也；丙丁巳午，火也；戊己四季，土也；庚辛申西，金也；壬癸亥子，水也。水生木，木生火，火生土，土生金，金生水。子生母曰义，母生子曰保，子母相得曰专，母胜子曰制，子胜母曰困。以胜击杀，胜而无报。以专从事而有功。以义行理，名立而不堕。以保畜养，万物蕃昌。以困举事，破灭死亡。"以及董仲舒《春秋繁露》中的相关内容才完整而直接地呈现了五行相生理论[28]232。至此，五行学说越发得到充实完善，不仅五行成了系统概念，且在诸多典籍中被广泛地"连类比物"而具有了充实的内容，这一学说基本确立。

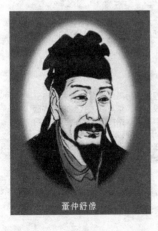

董仲舒像

董仲舒（前179—前104），汉族，广川郡（今衡水景县广川镇大董古庄）人，汉代思想家、哲学家、政治家、教育家。汉武帝元光元年（前134年），汉武帝下诏征求治国方略。儒生董仲舒在《举贤良对策》中系统地提出了天人感应、大一统学说和罢黜百家，表彰六经的主张。董仲舒认为，道之大原出于天，自然、人事都受制于天命，因此反映天命的政治秩序和政治思想都应该是统一的。

（三）五行学说的外延与内涵

诸如《管子》《吕氏春秋·十二纪》《礼记·月令》《淮南子》《黄帝内经》等著作极尽详细全面地为五行学说集合了资料 [77]529，最大限度地赋予了自然界包括五方、十天干、五帝、五神、五虫、音律、五味、五色、五谷、五堂、五藏等事物以相应的五行属性，且通过阴阳关系及五行生克来描绘事物之间的联系，在一定程度上使得五行学说的外延内容广泛而丰富。值得一提的是，《黄帝内经》在医学领域引入了五行学说不仅充实了学说内容，且拓展了五行之间除生克以外更多的关系。如《素问·至真要大论》有语"有胜之气，其必来复"和《素问·五常政大论》有语"微者复微，甚者复甚，气之常也"描绘了五行以"胜复"维系动态平衡的关系；还有《素问·五运行大论》有语"气有余，则制己所胜，而侮所不胜；其不及，则己所不胜侮而乘之，己所胜轻而侮之"，描绘了五行"乘侮"的不正常现象。这两种概念应该是在医学实践基础上产生的，以实际的生理、病理观察结合五行学说展开描述，进而又发挥充实了五行学说。综上，因为赋予自然界诸多事物以五行属性，而使五行学说外延丰富，而在医学领域内的学说运用使五行之间在正常的"生克"关系外，还有了维系平衡的"胜复"关系和平衡破坏的"乘侮"关系等。

我们认为，五行学说内涵的意义首先是将事物的属性进行基础的分类以便认识和把握事物特性，且认为事物之间普遍存在生克制化等关系；同时这不仅是一个基于象数思维而取类比物的认识观，更在于强调自然界事物之间普遍的联系，是强调运用系统性、相关性的方式认识思考事物的思维模式。而这一内涵在中医学领域尤其是对于藏象理论的形成有着重要的意义。

二、五行学说对藏象理论形成产生的影响

众所周知，五行学说在中医学藏象理论中的应用十分广泛。因为

五行学说的渗透，五藏六府及其相关的组织官窍皆依据一些生理特性而被赋予了一定的五行属性，也因此形成了对各个生理系统言简却意深的高度概括性描述。但如前所述，赋予事物五行特性的意义并非单纯的"连类比物"，不是仅仅把事物固定的符号化，更重要的是通过归类事物来探讨它们之间广泛的联系。据此，我们认为五行学说对藏象理论的影响有三个方面。

（一）确立人体脏腑组织器官的普遍联系

藏象理论最早形成于《黄帝内经》，在这一理论形成最初，我们可以看到五行学说被广泛而紧密地与藏象理论的阐发相结合。直到今天，我们也会依据五行学说对藏象理论的相关内容进行认识和掌握。

在我们看来，五行学说与藏象理论的结合，首先基于人们对于藏府功能生理活动的观察，依据其生理特性进行了五行属性的归纳，并进一步总结与各个藏府功能相联系的其他生理功能和组织官窍，而后同样赋予这些络属不同藏府的组织或功能以与其藏府相同的五行属性。如在《素问·金匮真言论》有语："东风生于春，病在肝，俞在颈项；南风生于夏，病在心，俞在胸胁；西风生于秋，病在肺，俞在肩背；北风生于冬，病在肾，俞在腰股；中央为土，病在脾，俞在脊。"就是典型的首先归纳五藏的五行属性，同时将身体上与五藏相联系的部位同样赋予了五行的属性。还有在《素问·阴阳应象大论》有语："岐伯对曰：东方生风，风生木，木生酸，酸生肝，肝生筋，筋生心，肝主目……在声为呼，在变动为握，在窍为目，在味为酸，在志为怒……北方生寒，寒生水，水生咸，咸生肾，肾生骨髓，髓生肝，肾主耳……在声为呻，在变动为栗，在窍为耳，在味为咸，在志为恐。恐伤肾，思胜恐；寒伤血，燥胜寒；咸伤血，甘胜咸。"近乎全面地把五行属性赋予了肝、心、脾、肺、肾，并进一步联系到与各藏有关的生理组织，如筋、血脉、肉、皮毛、骨髓及目、舌、口、鼻、耳等，以及有关的生理表现，如呼、笑、歌、哭、呻及握、忧、哕、咳、栗等，以及五种情志、五种味道等，同时还通过"悲胜怒，辛胜酸"等描述把相克关系引入了藏府之间。我们应当明白，这一系列分属归纳首先建立在已有的医学成果上，必然因为古人已经首先发现各藏府组织生理官窍之间的联系，为便于归纳总结才进一步以五藏为中心对各组织部位进行五行的属性赋予。这个认识过程不应当颠倒，我们认为，类似阴阳五行一类的中国传统文化学说的意义旨在阐发当时已经发现的医学事实，在医学成果传播的过程中必然需要借用文化学说进行理论加工，而后还要经历实际验证才能够成为稳定可靠的医学理论[72]。而并非机械地以五行对于五藏进行符号化的标识，更不可能是机械地将具有符号属性的组织官窍与藏府揉捏在一起，如果理论阐述按照这样的形式形成，必然几乎不可能验证于医学，更不可能形成稳定的理论。

综上，我们认为，五行学说对藏象理论的认识和阐发具有确立人体藏府组织官窍普遍联系的作用，首先通过赋予每一类组织器官、生理活动、心理表现等共同的五行之一的属性而归纳了五类生理系统，而后在五行学说的基础上赋予了五个生理系统之间以生克制化的关系，从而使人们形成的生理观有了相对具体的、确立的系统性、整体性的认识方式和思维模式，可以说五行学说对于藏象理论形成所产生的这一影响奠定了整个中医学藏象理论的发展。

（二）具象藏象与自然、社会的关系

藏象与天地自然、社会等诸多事物息息相应是藏象理论的特点之一，这一特点不仅有着"气一元论"思想痕迹，更是古代文化中的"天人合一"观的重要体现，而五行学说对于藏象理论的渗透则进一步具象了藏象理论与自然界的关系。

在《素问·金匮真言论》中有语"帝曰：五藏应四时，各有收受乎？岐伯曰：有。东方青色，入通于肝，开窍于目，藏精于肝，其病发惊骇；其味酸，其类草木，其畜鸡，其谷麦，其应四时，上为岁星，是以春气在头也，其音角，其数八，是以知病之在筋也，其臭臊……北方黑色，

入通于肾，开窍于二阴，藏精于肾，故病在溪；其味咸，其类水，其畜彘，其谷豆，其应四时，上为辰星，是以知病之在骨也，其音羽，其数六，其臭腐"。除了描绘了五藏本身的生理联系，同时普遍联系了五方、五色、五畜、五星、五音、五数、五臭等，用具体的比对方式具象了五藏与自然界各种事物的对应。还有《素问·五运行大论》有语"岐伯曰：……在天为风，在地为木，在体为筋，在气为柔，在藏为肝。其性为暄，其德为和，其用为动，其色为苍，其化为荣，其虫毛，其政为散，其令宣发，其变摧拉，其眚为陨，……在地为水，在体为骨，在气为坚，在藏为肾。其性为凛，其德为寒，其用为藏，其色为黑，其化为肃，其虫鳞，其政为静，其令银雪，其变凝冽……"建立了五藏与五种气候、五性、五德、五用、五虫等事物的普遍联系。类似把五藏与自然、社会事物相联系的阐述，《黄帝内经》中还有很多，我们认为，这种方式建立的基础仍然主要基于长期的生活实践观察，尽管可能在五行学说引入后带来的诸多内容有古人推导演化的结果，但不可否认其中一部分内容仍是源自古人对影响人体生理、病理的自然因素、社会因素客观观察的结果。由此，古人运用五行学说具象了藏象与自然、社会之间的联系。

总而言之，古代先贤在藏象理论的形成过程中，通过长期的观察总结并推导演绎了自然和社会中与藏象息息相关的事物，并以五行学说的形式进行了具象的描述，但这一描述的意义在于使人们在认识、思考藏府生理、病理的过程中不能仅仅着眼于藏府本体，同时应当充分考虑外界客观因素对人体的影响。这种影响简直就是整个中医学核心思想的写照，是中医学整体医学模式的代表成果。

（三）完善藏象理论形成过程中的认识观、思维模式

五行学说对于藏象理论渗透的全面广泛，体现了这一学说在医学理论论述过程中较为实用方便，也体现了这一学说在理论实践过程中相对可靠稳定，但这一切首先基于古人长时间的医学实践，而后引入学说才使得理论成形。在这样一个融合形成完整理论的过程中，五行

学说对藏府组织器官进行具体化的归纳与联系并具象了藏府与自然、社会事物之间的联系，其带来的影响并非是桎梏于文字所阐述的五行五藏相关的广泛资料，而是旨在通过这样的联系过程完善了藏象理论形成过程中的认识观及思维模式，从而也使中医学形成注重天人关系、注重身心整体、注重生理系统的整体医学观。

三、小结

总而言之，我们认为，五行学说广泛而紧密地与藏象理论的结合意义深远，尽管运用五行学说描述的藏象理论所涉及的许多内容还有待商榷，在未有科学验证以前尚不能盖棺定论，但这一学说带给藏象理论的影响更多的是认识观与思维模式上的，可以说这一学说在藏象理论领域中的运用是中医学整体思维的代表与体现。

第五节 "官制文化"的渊源及其对藏象理论形成的影响

中国很早便已进入阶级社会，至此王权成为社会核心，西周以降，战国末年，统一思想被渐渐强化。自秦统一中国以来到汉承秦制，以君主专制、中央集权为特征的中国古代政治制度成型稳定，也因此形成了中国特有的政治文化现象，即诸多主流文化学说倾向于服务王权、宣扬礼制，从而催生出中国特有的"官制文化"现象，并进而影响了诞生在中国的诸多学科。其中，在中医学藏象理论形成的过程中也不免受到"官制文化"的渗透与影响，因此我们有必要探讨这一文化现象对于中医学的渗透和影响。

一、"官制文化"的渊源

夏朝的建立标志着中国正式进入了阶级社会，中国的官制历史逐步走向完善成熟[78]。夏朝以降，西周到商朝，官制的体系已相对成熟稳定，有了分管政务的"尹""宰""卿"等，分管宗教事务的"仆""占""巫"等，武官有"亚""师""射""卫"等，商朝时期在地方还设立了"侯""伯""男""田"等官职，在西周官制中，据《周礼》记载还有"三公""三孤"作为君主的顾问以及"六卿"作为政务官员[79]。春秋战国时期，各国官制设置不尽相同，多是因为不同的政治、经济因素而形

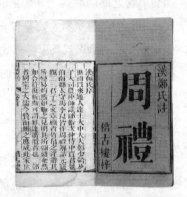

《周礼》是儒家经典，十三经之一。世传为周公旦所著，但实际上可能是战国时期归纳创作而成。《周礼》《仪礼》和《礼记》合称三礼，是古代华夏民族礼乐文化的理论形态，对礼法、礼义作了最权威的记载和解释，对历代礼制的影响最为深远。经学大师郑玄为《周礼》作了出色的注，由于郑玄的崇高学术声望，《周礼》一跃而居《三礼》之首，成为儒家的煌煌大典之一。

成的，但随着社会的发展，任官之法、考绩之制、文武分别逐渐成熟，逐步充实完善了中国封建社会的官制体系。自秦统一六国以后，以秦官制为主，吸收各国官制特点，进一步统一了官制相关制度，加强了君主专制和中央集权，而汉代直接继承了秦朝官制，故而往往秦汉官制并称。总而言之，先秦、两汉时期随着社会发展、民族融合，中国古代官制逐步成熟完善，并最终随着整个国家的统一而趋于稳定集中。

先秦两汉时期，因为官制成熟度较高，官制思想不断渗透影响着当时各类文化学说，也从而形成了"官制文化"的丰富内容。如早在《诗经·小雅·北山》中便有云："溥天之下，莫非王土。率土之滨，莫非王臣。[80]"尽管这一诗篇内容是在表达作者对于劳于王事的不满，但可见君权思想已然在作者心中根深蒂固。还有《论语·颜渊》语曰

"齐景公问政于孔子。孔子对曰：'君君，臣臣，父父，子子'"[81]127。代表儒家发表了关于"君臣有序"的重要声明，认为"君臣父子"各守其职、各安其序、尊卑不同、长幼有别才是政治清平的重要前提。《论语·季氏》有云："天下有道，则礼乐征伐至天子出；天下无道，则礼乐征伐自诸侯出。"[81]182也是进一步肯定了君臣礼制等级分明有序才是社会正常秩序的观点。《荀子·王制》语曰："君子者，天地之参也，万物之总也，民之父母也。无君子，则天地不理，礼义无统，上无君师，下无父子，夫是之谓至乱。"[82]也强调了君主对于国家的重要性，在一定程度上肯定了当时的官制制度和礼义制度。诸如此类，可见官制思想对于中国传统文化的影响，而借助于诸多传统文化思想进行理论阐述的中医学也就难免受到"官制文化"的影响与渗透，正如董仲舒在《春秋繁露·通国身》中语"治身者以积精为宝，治国者以积贤为道……上下相制使，则百官各得其所。形体无所苦，然后身可得而安也。百官各得其所，然后国可得而守也"。直接把养生与治国之道相结合阐述观点，可见当时不少哲人开始有意识地将医学道理与官制思想进行结合。

二、"官制文化"对于藏象理论形成所带来的影响

无疑，《素问·灵兰秘典论》对于藏象理论的阐发广泛地结合了官制文化，几乎将各个藏府配属了与其功能特性相符合的官职称谓。尽管有学者认为这一表述方式并无太大实际意义[83]58。但我们通过研究认为，如果需要从文化角度探讨藏象理论的形成发展，我们有必要对"官制文化"所带来的影响做进一步分析[72]。

（一）浅析如何对藏象理论进行官职配属

藏象理论的官职配属与以下三个方面相关：

一是与藏府所处位置相关，如《素问·灵兰秘典论》云："心者，君主之官，神明出焉。"不仅因为这一脏器的重要性而称之为"君主"，

还在于其位置相对居于整个躯干中部,自古以来先贤对于"中央位置"便有着一定的崇拜和重视,如《礼记·中庸》有语:"中也者,天下之大本也;和也者,天下之达道也。致中和,天地位焉,万物育焉。"[84]尽管这里的"中"描述的是处世态度,但已然把与"中"相关的概念都抬到了很高的位置。而《王子渊·四子讲德论》语:"君者中心,臣者外体。"更是直接将"君"的位置与中心结合起来。《管子·心术》亦云:"心之在体,君之位也。"[85] 则在用身体比喻治国之道时直接陈述心所处人体位置就是君主的位置。由此,我们可以看出心所处的近似躯体中间位置已经使先贤对于心有了"君主"的定位。

二是与藏府本身功能相关,应该来说这一原因是官职配属的决定因素。如把心作为"君主之官",很大程度上是因为当时人们把"主神明"的功能赋予了心,而"神"因为代表人体生理活动和思维意识活动,而有《灵枢·天年》之语:"失神者死,得神者生也。黄帝曰:何者为神?岐伯曰:血气已和,营卫已通,五藏已成,神气舍心,魂魄毕具,乃成为人。"故而心因"主神"而成为生死攸关的"君"。再如"肺者,相傅之官,治节出焉。肝者,将军之官,谋虑出焉……脾胃者,仓廪之官,五味出焉"等配属均与各脏腑功能息息相关。比如"相傅"等同"相位",是辅助、辅佐君主治理国家的官职,正如《素问·经脉别论》所言:"经气归于肺,肺朝百脉,输精于皮毛,毛脉合精,行气于府,府精神明,留于四藏。"阐述肺作为"气之本"能将"气"注入人体全身各藏府组织官窍,表明了肺居相位的重要意义。而肝的功能如《素问·五藏生成论》语:"人卧则血归于肝,肝受血而能视,足受血而能步,掌受血而能握,指受血而能摄。"便视肝为能够屯兵(贮藏血液)打仗(肢体官窍活动)的将军。《素问·五藏别论》描述胃说:"胃为水谷之海,六府之大源也。五味入口,藏于胃。"便把脾胃看作职管贮藏和转输粮食的"仓廪之官",其中要说明的是尽管古代没有"仓廪之官"的说法,但周朝曾设"仓人"主管精粮,还设"廪人"执掌九谷之数,汉代还有"廪牺"，掌管藏谷养牲等事务。可知仓、禀二字自古以来皆与粮食的储备、转输相关。

三是直接描述生理特性的官职配属。这一点与前两点的不同主要在于这一类藏府所配属的官职往往并不能在当时正常的社会官制中找到对应称谓，但该篇作者用直接概括其生理特性、功能表现的名称赋予了官职。如胆与藏府相连，具有阴阳两个方面的属性，且胆经位于人体半表半里之间，根据易理而定其位为"中正"，而称之"中正之官"[86]。还有命名肾为"作强之官"，膻中是"臣使之官"，大肠为"传道之官"，小肠为"受盛之官"，膀胱为"州都之官"，三焦为"决渎之官"。这一做法表明当时作者在运用官制文化阐述藏象理论时并未完全附会社会制度，也有灵活的发挥与创造，在官制描述藏象的前提下，还是以能客观描绘藏府生理为前提。

（二）探讨官制文化对藏象理论的影响

我们认为，引入官制文化来描述藏象，既有积极的一面，也难免有牵强之处。积极的一面是，凡事万物都有相通的道理，阐述藏象理论的过程中引入官制文化并无可厚非，不仅为人们提供了了解藏象理论、认识生理构造的一种直观生动的途径、方法，同时也让人们明白人体构造也遵循一定秩序、规律，在保养身体的过程中应当按秩序遵守规律而有轻重缓急之分，如《素问·灵兰秘典论》中云："凡此十二官者，不得相失也。故主明则下安，以此养生则寿，殁世不殆，以为天下则大昌。主不明则十二官危，使道闭塞而不通，形乃大伤，以此养生则殃，以为天下者，其宗大危，戒之戒之。"便突出了作为君主"心"的重要性，引起人们对于心的重视，且在古代这样一种以官制文化来描述藏象的方式得到了广泛的传播，被许多医学行业内外的学者先哲反复借用比喻，有着较好的理论传播效果。但无疑，这样一种"官制藏象说"也有其局限性和狭隘的一面，正如开篇有云："黄帝问曰：愿闻十二脏之相使，贵贱何如？"便是开篇定下了把五脏六腑区分高低贵贱的基调,尽管作者认可在保养身体过程中应当有先后、轻重、缓急之分,但还是主张把五脏六腑一视同仁看待,也不应如前所述过分地突出心的重要性,如此阐述很容易误导人们过分重视心而忽视其他藏器。由此可知,尽管在赋予藏器官职称谓时作者也灵活地进行了调整,但难免仍有牵强附会之处,如《国语·郑语》曰:"和实生物,同则不继。[87]"不应该把社会官制与藏象完全等同来看,二者的类似之处有助于启发思维、理解事物,辨证客观地看待运用官制文化对藏象理论的描述才不会走入认识的误区。

三、小结

综上所述,在藏象理论的形成过程中古代先贤运用多种传统文化学说来阐述医理,而服务于统治阶级的官制文化也渗透进了藏象理论的构建过程。这一引用确是一种生动直观的阐述方法,为藏象理论的研究开拓了思路。但我们应当认识到这一理论学说的产生有其时代文化背景,应用辨证客观的方式认识理解这样的阐述方式。在我们看来,这一种对于医学理论的表达方法无疑是一种值得借鉴的文化传播方式,值得学者反思:在今天,采取怎样的文化表达方式才有助于传播中医学理论?

第六节　《华氏中藏经》藏象理论体系及其文化背景

《华氏中藏经》是中医学藏象理论发展演化过程中一本不可或缺的重要参考文献,对藏象理论体系的充实完善起着承上启下的重要作用[88]。该书系统搜集和梳理了藏象理论的相关资料,并有意识地开始直接与临床相结合,从而促使了藏象理论及其汲取的古代文化思想得以首次独立的形成表述清晰、纲目条理的知识理论系统,由此可见《华氏中藏经》对于中医

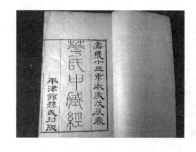

《华氏中藏经》为综合性医著，又名《中藏经》，旧题汉·华佗著，撰年不详。全书3卷，上、中卷为医论，下卷为临床。医论华氏中藏经部分共49篇，联系脏腑生成和病理以分析证候和脉象，并论各个脏腑的虚实寒热、生死逆顺之法。所述病证包括阴厥、劳伤、中风偏枯、脚弱、水肿、痹证、疝证、积聚等内容，兼论外科常见的疔疮、痈疽等病证，书中对一度盛行之服饵也有较为中肯之评析。临床部分则介绍各科治疗方药及主治病证。

学理论尤其是藏象理论的重要性。早有日本医学家三宅玄甫评价其为"宜于《难经》并行也，实《内经》之羽翼，《本草》之舟楫也，司命之家，其可一日缺乎？[89]"我们深以为然。尽管其成书年代等问题仍尚存争论，但不会阻碍人们发掘其学术上的价值。我们通过探讨《华氏中藏经》的藏象理论体系来初步解析该作产生的时代文化背景。

一、《华氏中藏经》的藏象理论体系特点

（一）以"天人相应"为核心的藏象认识观

《华氏中藏经·人法于天地论第一》为全书首篇，该篇开宗明义提出："人之动止，本乎天地。知人者有验于天，知天者必有验于人。天合于人，人法于天。见天地逆从，则知人衰盛。[90]"昭示了全书核心、论述宗旨即为"天人相应"思想。"天人相应"思想是以"气一元论"学说为基础产生的认识观，是中医学理论的重要观点，早在《内经》中便已有明确指示，如《素问·宝命全形论》曰"人以大天地之气生，四时之法成"。而《中藏经》作为历史上第一部系统阐述藏象理论体系的专著，在首篇再次提出并明确这一思想的意义在于为全书定下认识藏象生理病理、指导藏象诊治理法的根本基调，彰明了该著作阐述藏象理论是基于"天人合一"思想的角度，同时为其后代加入与"天人相应"思想紧密相关的"阴阳五行"学说进行全面系统地论述做了铺垫并埋下伏笔。正如《人法于

天地论第一》还有语曰："人有百病，病有百候，候有百变，皆天地阴阳逆从而生。苟能穷究乎此，如其神耳！[90]"不仅再次明确作者观点，而且更进一步向读者申明了认识人体生理病理及运用诊治方法务必具备"天人相应"思想，也提醒了后来学者在研读《中藏经》乃至认识该书藏象理论的过程中务必时刻以"天人相应"的思想理解学习并加以实践运用。可以说"天人相应"思想是该书对于藏象理论体系的根本认识观。

（二）以"阴阳学说"和"五行学说"为根本的思维模式和方法论

"阴阳五行"的学说概念早在《黄帝内经》《难经》中便被引入用以阐述医学理论，简而言之，"阴阳学说"可以看作一种对立统一的辨证学说，"五行学说"可以看作是一个整体联系的系统概念。在《华氏中藏经》中经由开篇《人法于天地论第一》的引介，作为阐发、承接"天人相应"思想的重要理论观点，"阴阳五行"被引入用来具体全面阐释《中藏经》藏象理论体系的思维模式和方法论。如《华氏中藏经·生成论第三》语曰："明阳者，天地之枢机；五行者，阴阳之终始。非阴阳则不能为天地，非五行则不能为阴阳。故人者，成于天地，败于阴阳也，由五行逆从而生焉。[90]"正式为该著的藏象理论引入了"阴阳五行"概念。具体表现在以下两个方面：

一是以"阴阳学说"贯穿藏府生理、病理及诊治理法进行阐述。通观全书，就"阴阳学说"而言，其成了该书论述藏府病机、病性及其诊治理法的核心思想[91]。如《中藏经》的《阴阳大要调神论第二》有语："阴阳平，则大地和而人气宁；阴阳逆，则大地否而人气厥。"道出本书认为人体生理健康的关键就在于阴阳之逆或平。之后，《阴阳否格论第六》云"阳气上而不下曰否，阴气下而不上亦曰否……"，《寒热论第七》云"人之寒热往来者，其病何也？此乃阴阳相胜也。阳不足则先寒后热，阴不足则先热后寒……"，《虚实大要论第八》云"病有藏虚藏实，腑虚腑实，上虚上实，下虚下实状各不同，宜深消息……"等内容[90]，说明了《中藏经》在认识病机、病性以及病位过程中以"阴阳学说"为统领，用对立辨证的观点看待疾病，不论是直言阴阳，还是以寒热、虚实、上下等对立概念描述疾病特征，无不体现出了《中藏经》的阴阳思想。在接下来论述"脾病"的《上下不宁论第九》语"脾病者，上下不宁，何谓也？脾，上有心之母，下有肺之子。心者，血也，属阴；肺者，气也，属阳……[90]"也是以一系列阴阳、上下、气血、寒热等带有对比性质的词汇表述疾病。而对于疾病的诊断论治，《中藏经》则进一步紧扣阴阳之要展开论述，如《阴阳否格论第六》还有云"阳奔于上则燔脾肺，生其疽也，其色黄赤，皆起于阳极也。阴走于下则冰肾肝。生其厥也，其色青黑，皆发于阴极也……[90]"以阴阳不同性质所致的不同疾病征象来辨别"否格"，该篇也进而紧扣阴阳提出治法曰："阳燔则治以水，阴厥则助以火，乃阴阳相济之道耳。[90]"还有如《中藏经，脉要论第十》有语："脉者，乃气血之先也。气血盛则脉盛，气血衰则脉衰，气血热则脉数，气血寒则脉迟，气血微则脉弱，气血平则脉缓。[90]"以气血之盛、衰、热、寒、微、平等论述相应脉象之盛、衰、数、迟、长、短等，之后又云："……又，短、涩、沉、迟、伏，皆属阴；数、滑、长浮、紧，皆属阳。阴得阴者从，阳得阳者顺，违之者逆。"以总述诊脉大纲，可谓以阴阳统领了脉诊要诀。尤为突出的是二十一篇到三十二篇的内容作为该书论述藏府的核心纲要，明确地创立了藏府八纲辨证——"虚、实、寒、热、生、死、逆、顺"，更是以阴阳为根本确立的藏府相关疾病的辨证纲领。此外，不论是十七篇到二十二篇论述风证、积聚、瘤痛、杂虫、劳伤、传尸等大病重病，还是在最后三十三篇到四十七篇，分论痹证、中风、疗、痈疽、脚气、水肿、淋证、服饵得失、痣证等杂病及失治、误治等问题，皆可看到阴阳思想贯穿其中，用对立辨证的方式全面地阐发疾病。在治法方面，《阴阳大要调神论第二》语曰："阴阳相应，方乃和平。阴不足则济之以水母，阳不足则助之以火精。[90]"同样抓住阴阳核心而确立了"调平阴阳、水火相济"的法则，其他谈到治法治则如《水法有六论第十五》《火法有五论第十六》《五藏六腑虚实寒热生死逆顺之法第二十一》《论诸病治疗交错致于死候第四十七》等也都以阴阳学说作为发端进行阐述[92]。总而言之，《华氏中藏经》以"阴阳学说"统领全书藏府病理、生理及诊治理法，起到了化繁就简、条理明晰的作用，使得医者面对繁复错杂的藏府疾病有了清晰明了的根本辨治思路。

二是以"五行学说"列别藏府、定位疾病。较于"阴阳学说"在该书中的统领贯彻的枢要作用，"五行学说"起到的作用更像是对藏府生理病理进行分列门类、标定病位，使得阴阳之枢要能够准确清晰地定位于各个藏府，并进而指导医者能更为精准地辨治疾病。如前述《华氏中藏经·生成论第三》语曰："明阳者，天地之枢机；五行者，阴阳之终始。非阴阳则不能为天地，非五行则不能为阴阳。故人者，成于天地，败于阴阳也，由五行逆从而生焉。[90]"阐明了天人、阴阳、五行之间的联系，也进一步说明五行生克对于阴阳运动和生命形成的意义[93]。值得注意的是，尽管五行学说早已被引入中医学理论之中，五行生克也早在《黄帝内经》《难经》中多处被阐发，但中医学历史上第一次正式肯定的直接言明五行相生乃至五藏相生关系则肇始于《华氏中藏经》，如《生成论第三》言："天地有阴阳五行，人有血脉五藏。五行者，金、木、水、火、土也；五藏者，肺、肝、心、肾、脾也。金生水，水生木，木生火，火生土，土生金，则生成之道，循环无穷；肺生肾，肾生肝，肝生心，心生脾，脾生肺，上下荣养，无有休息。"这一段文字确立了藏象的五行归属及其相生关系，再加上《生成论第三》文末言"故《金匮·至真要论》云：心生血，血为肉之母……悦五行之要，无终无始，神仙不死矣[90]"。为全书认识藏府生理、病理及诊治理法完善了根本的方法论和思维体系。由此，我们可以看到，从《五色脉论第十一》"面青，无右关脉，脾绝……面黑，无左寸脉，心绝，水克火。五绝者死[90]"开始，论述重大疾病风证的《风中有五生死论第十七》以及二十一到三十二篇正式论述各藏府疾病，还有之后三十三到三十八篇论述痹病及《论五疔状候第四十》《论水肿脉证生死疾第四十三》《论淋沥小便不利第四十四》《察声色形证决死法第四十九》等篇章中，不论是直接以"肝、心脾、肺、肾"分述藏府疾病，还是以"筋、血、肉、气、骨"列别病本，还是以"青、赤、黄、白、黑"鉴别诊断，皆是根于"五行学说"而系统地列别了藏府病理生理，同时对其他重病、杂病进行了相关藏府的诊断定位，从而最终使得繁杂的病机症状有了根本归属，也进一步实现了中医学治病求本的要旨。

　　综上，如果说"天人相应"是《华氏中藏经》的根本认识观，"阴阳学说"成了统领理论体系的枢机，那么"五行学说"便是《华氏中藏经》阐述藏象理论的落地规靶，可以说"天人相应"的认识观和"阴阳五行"学说作为思维模式和方法论就是该书的藏象理论体系特点。总而言之，我们认为，《华氏中藏经》在"天人相应"思想的前提指导下，运用"阴阳学说"和"五行学说"互为经纬构成其藏象理论体系而形成了中国医学史上最为古老且系统全面的藏象学说，启迪了后来一大批学者在藏象理论方面建树深广乃至成为学派。

二、《华氏中藏经》藏象理论体系的文化背景

　　尽管至今《华氏中藏经》的成书年代及其作者都尚存争议、未有定论，但并不妨碍我们通过探讨分析其学术价值、理论观点来探析这本书是在怎样的时代文化背景下产生的。任何一种学术理论得以流传，并为当时广大学者接受认可，必然是因为其学术阐发契合当时的时代文化背景，故而其理论观点必然具备当时的时代文化特点，作为以中国传统文化为依据阐发理论的中医学来说更是如此[72]。如前述，通过探讨《华氏中藏经》的藏象理论体系特点，可以看到其理论体系具有怎样的文化特征，据此，作者对该书文化背景进行了初步探析，并认为该书成作的文化特征与西汉独尊的董仲舒儒学文化思想体系颇有渊源。

（一）格外重视"天人相应"思想

　　如前所述，《华氏中藏经》在首篇便把"天人相应"思想提出，借

以引申其他理念，并在其后多篇论述中反复以"天人相应"的思想作为指征，如《阳厥论第四》《阴厥论第五》以天地异常的阴阳变化比照人体异常的阴阳变化，诸如此类，其重视"天人相应"思想可见一斑。不少学者认为，这一学术思想源自道家"人法于天地"学说[94]。这一认识无可厚非，中医学重视"天人相应"思想早在《黄帝内经》中就得以体现。但道家提出的"天人相应"观点是相对直接而简陋的，并未形成系统；《内经》体现的"天人相应"思想是庞杂宏大的；而《华氏中藏经》的"天人相应"思想系统清晰，显现出了不同与以往著作的成熟稳定。我们认为，这一文化特征应得益于当时的传统文化成果，无疑其成熟的"天人相应"思想当与西汉大儒董仲舒的文化思想不谋而合。众所周知，汉儒董仲舒糅合法、道、阴阳诸家学说援入儒学，使得中国文化体系得以融成系统而成就了一个时代的文化气象，而"天人相应"学说也是其学说的重要内容。从董仲舒代表著作《春秋繁露》的《为人者天地第四十一》《人副天数第五十六》[95]等篇我们便可以看到不同与以往的系统成熟的"天人相应"思想。据此，我们认为，作为当时社会文化思想的中流砥柱，董仲舒的著作及其思想影响了一个时期人们的思想认识，《华氏中藏经》格外重视且呈现的系统清晰地"天人相应"思想极有可能源于这一意识形态。

（二）成熟地运用"阴阳五行"学说

不论是"天人相应"还是"阴阳五行"，在后学看来都已是中医学用以理论阐发的重要学说。但最初这些学说的融合发展经历了漫长的岁月。在《华氏中藏经》中我们可以看到诸类学说的医学应用已经相对成熟稳定，如果说格外重视"天人相应"思想还不足以成为《中藏经》学术理论以董仲舒理论思想为背景的论据的话，那么成熟的"阴阳五行"学说则进一步证明了《中藏经》理论体系与董仲舒的文化思想的渊源。在历史上，正是董仲舒首次系统明确地将阴阳、八卦、五行生克等学说糅成体系并进行了直接而详细的阐述[96]。颇为明显的例子便是《春秋繁露》的《五行对第三十八》《五行之义第四十二》等篇中开始以"木生火、火生土……金生水"的阐述来直言五行相生，并在其后的《五行相生》《五行相胜》等篇中进行了更为详细的五行生克具体论述。更具有代表性的是《春秋繁露·天辨在人第四十六》把"气、阴阳、五行"等概念与人相对应联系起来。我们相信，凡此种种皆为《华氏中藏经》的理论著述提供了坚实的文化基础。

（三）独特的"贵阳贱阴"观点

有学者指出《华氏中藏经》具有"贵阳贱阴"学术观点，如《阴阳大要调神论第二》论述曰："天者阳之宗，地者阴之属；阳者生之木，阴者死之基。[92]"这一观点启发后世医家而成扶阳温补学说，可视《中藏经》的"贵阳贱阴"思想为温补学派之滥觞。巧合的是，在《春秋繁露》中有《阳尊阴卑第四十三》篇，亦是反映"贵阳贱阴"思想，尽管其论述的是纲常伦理、德教刑罚，但无疑这一思想为当时社会所认可，也必然对同时期的医学者阐发理论造成影响。可见《华氏中藏经》极有可能以"贵阳贱阴"为思想源头。

三、小结

综上所述，《华氏中藏经》作为全面系统论述藏象理论的著作，其藏象理论体系具有以"天人相应"思想为认识观，以"阴阳五行"学说为思维模式和方法论的特点。据其藏象理论体系特点，我们认为，该书成作的文化背景与西汉独尊的董仲舒儒学思想渊源颇深。尽管不少学者据其方、药等推测该书成书年代可能更晚[97]。如前所述，中医学理论得以流传于世不仅需要临床验证，也需要用符合时代文化背景的表达方式、思维模式阐发理论才能为大众所接受。基于这一论点，我们认为，虽不能肯定《华氏中藏经》的具体成书时间，且后人在原作的编撰整理过程也会充实完善并有所发挥，但其根本的文化背景确与西汉主流儒学息息相关。

第七节　张仲景的藏象观及其文化背景

　　张仲景著《伤寒杂病论》所创制的辨证论治体系无疑是中医理论与临床诊治紧密结合的典范，其中《伤寒论》在论治过程中突出了"六经辨证"的方法，而《金匮要略》则突出了"藏府辨证"的方法。但要知道，实际上张仲景在整个辨证论治过程中处处是以"八纲辨证""六经辨证""藏府辨证"为基础的，尽管会在论述某病时以某种辨证方法为纲领，但其论述过程涉及了多种辨证方法，这一辨治的全面性也造就了仲景学说历久弥新、传承不衰的局面[98]。在我们看来，正是因为仲景在面对复杂机体病变时的全面考量使之著述时运用了多种辨证方法相互支撑、纲举目张，在这一过程中，从《伤寒杂病论》不断涉及的描述藏府功能失调的相关内容里我们可以总结出张仲景相对成熟独特而不同以往的藏象观，并进一步解析这一藏象观的特点及其文化思想背景。

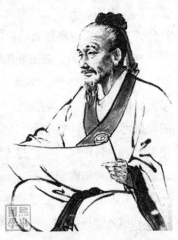

张仲景（约150—219），名机，字仲景，汉族，东汉南阳郡涅阳县（今河南邓州市）人。东汉末年著名医学家，被后人尊称为医圣，南阳五圣之一。张仲景广泛收集医方，写出了传世巨著《伤寒杂病论》。它确立的辨证论治原则，是中医临床的基本原则，是中医的灵魂所在。在方剂学方面，《伤寒杂病论》也做出了巨大贡献，创造了很多剂型，记载了大量有效的方剂。其所确立的六经辨证的治疗原则，受到历代医学家的推崇。

一、张仲景的藏象观

（一）张仲景的"论病藏象观"

　　不论是《伤寒论》中以"六经"为名论述外感，还是《金匮要略》

中正式用“藏府辨证”论治杂病，实际上，仲景的论治过程无时无刻不涉及藏府功能失调而引起病变的论述[99]59。如《伤寒论》32条曰：“太阳与阳明合病者，必自下利，葛根汤主之。”提到的“下利”一症便是从侧面表明了肺部病邪影响大肠传导所致的病变。再如《伤寒论》242条曰：“病人小便不利，大便乍难乍易，时有微热，喘冒不能卧者，有燥屎也，宜大承气汤。”又从侧面反映了因大肠实热，腑气阻滞导致肺气肃降不能而出现喘息的症状。

在这样类似的论述过程中，可以看出仲景承袭的是藏象理论体系中关于藏府相表里的有关内容，因为本来藏府表里便源自临床观察，故而这一理论相对可靠且印证于仲景的医理阐述中。但我们可以发现，仅就《伤寒论》而言，仲景对藏府之间、藏与藏之间因功能关系失调而产生病变的论述方式不同于以往对藏象的阐发，即在多数情况下不再反复探讨藏象之间的关系、不再过多赘述藏象与自然界的联系、不再侧重对藏府病变做推导演绎，反而补充以大量对症状、证型的直观客观描述。尽管其实质的确是在阐述藏府功能失调的内容，但很明显“病、症、证、脉”已经成为《伤寒论》的主要表述对象，而藏府关系、外界对于藏府的影响及藏府病变预后等内容多数时候便依托这些对象的表述而表达出来。再如论述两腑之间功能失调时，《伤寒论》199条语“阳明病无汗，小便不利，心中懊憹者，身必发黄”及221条曰“阳明病，脉浮而紧，咽燥口苦，腹满而喘，发热汗出，不恶寒，反恶热，身重……”说的是因为“胃中实热内盛或湿热蕴结”导致了“胆热”而致胆汁外溢引起口苦、发黄等症状，同样并未直接言明是何藏府的病象。显然，因为《伤寒论》以“六经”论述外感病变为主，故未直言藏府，但这种通过论述“病、症、证、脉”来侧面阐发藏府功能失调引发病变的方式已经构成了仲景独特的藏象观，也进一步充实完善了中医学藏象理论的知识体系，使之与临床实证的联系出现了飞跃式的进展[8]。而即使在《金匮要略》中，仲景已经开始直接以“藏府辨证”立论，但对于藏府的描述同样建立在大量对"病、症、脉、证"的描述中，如《肺痿肺痈咳嗽上气病脉证治第七》语曰："问曰：热在上焦者，因咳为肺痿。肺痿之病何从得之？师曰：或从汗出，或从呕吐，或从消渴，小便利数，或从便难，又被快药下利，重亡津液，故得之。曰：寸口脉数，其人咳……肺痿吐涎沫而不咳者，其人不渴，必遗尿，小便数，所以然者，以上虚不能制下故也。此为肺中冷，必眩，多涎唾，甘草干姜汤以温之。若服汤已渴者，属消渴。"对于肺藏疾病的论述可见一斑。

综上，我们可以看到，自张仲景开始，藏象理论便开始进一步地与临床紧密结合。基于这一结合，我们认为，张仲景的学术理论里产生了当时最为实际有效的藏象观。而产生这一藏象观的原因在我们看来是源自张仲景对于"病"这一概念的成熟认识。可以说，自《伤寒杂病论》开始，中医学才具有了相对更为完整、成熟的"病"的概念，"病"是全面概括疾病进展整个过程属性、特征及发展变化规律的诊断概念，因此"病"应当囊括病因病机、发生发展、预后的全部内容，显然张仲景在《伤寒杂病论》中就细致地对每一个病从病因病机、症状、体征、发生、证型、治疗乃至治疗干预后的转归、预后等进行了近乎详尽的客观描述[100]。我们由此把张仲景的藏象观总结为"论病藏象观"。

（二）"论病藏象观"举例

以"脾藏"为例，仅就《伤寒杂病论》对"脾阴虚"相关病变的阐述便形成了较完善的知识体系。如《伤寒论》第247条论"脾约"，《伤寒论·辨太阴病脉证并治》论述"太阳病误下"，《金匮要略》中《血痹虚劳病脉证并治》论治"虚劳"、《妇人杂病脉证并治》论治"脏躁"、《呕吐哕下利病脉证并治》论治"胃反"、《腹满寒疝宿食病脉证治》论治"寒疝腹痛"、《妇人妊娠病脉证并治》及《妇人杂病》论治"妊娠脾虚失养"等，都通过全面地论述"病象"而形成了关于"脾阴虚"的完整病变概念，如下表所示：

表 3-1 脾阴虚的完整病变概念

病因	病机	症状	病名	证型	治疗
素体阴亏，太阳病误下，七情内结、思虑过度，产后失血或怀妊伤血，食伤、劳伤、忧伤、房室伤、饥伤、经络营卫伤，等	平素脾阴亏虚，或诸多病因导致脾阴血不足，使得脾血无力濡润而阴虚火旺、迫血妄行，等	不思饮食，口淡乏味，腹胀腹痛，口干咽燥，心悸、衄血，遗精、趺阳脉浮涩，神志不宁，等	阳明病	脾约证	麻子仁丸
			太阴病	太阴腹痛证	桂枝加芍药汤，桂枝加大黄汤
			血痹虚劳病	虚劳证	小建中汤
				虚劳干血证	大黄䗪虫丸
			呕吐哕下利病	胃反证	大半夏汤
			腹满寒疝宿食病	寒疝腹痛证	当归生姜羊肉汤
			妇人妊娠病	妊娠腹痛证	当归芍药散
			妇人杂病	脏躁症	甘麦大枣汤
				妊娠腹痛证	当归芍药散

由表 3-1 可见，仅就"脾藏"的"脾阴虚"一证，仲景就凭详实细致的临床观察对"病"展开了全面论述。而对"病"的全面论述无疑是仲景对藏象理论的知识体系进行了一次有力的补充，藏象理论体系也从过去的繁琐探讨推演藏府生理病理或未成系统的藏府辨证论治的瓶颈中脱颖而出。综上，我们把仲景通过详述"病、脉、症、证"而完整阐发各藏府"病象"的藏象观称为"论病藏象观"，正是"论病藏象观"的产生使得藏象理论体系开始与临床实际紧密接轨。

二、解析"论病藏象观"特点及其文化渊源

医学属于自然科学的同时也是一门社会科学，因此不同的时代文化背景必然会影响到一个时代的医学思想转变[101]。故而，在认识理解古代医贤学术理论产生的过程中有必要了解理论观点所产生的时代文化背景，有助于我们客观地理解认识中医学理论[72]。基于上述认识，我们尝试解析张仲景的"论病藏象观"及其文化思想背景。

（一）东汉末期的社会文化思潮

到了东汉末期，朝代终结的弊像凸显，君主骄奢淫逸，外戚、内宦、

豪强轮势专权，内忧外患；各类正常政治制度也由于各方势力的把控而被不断破坏，由此催生出了东汉末期态度鲜明的批判性思潮。在当时学界里，早先被推崇神话的经学已不能调节社会政治的乱局，从而经学地位下滑，而诸子学说兴起，一种以博通自由、务本求实为特点的思想潮流给东汉末期的混乱局势带来一股清风。在此背景下，王符、崔寔、仲长统、荀悦等代表中小地主阶级的知识分子用大胆、批判、揭露的哲思引领了批判思潮，同时以王充《论衡》为代表的哲学思想著作也开始流行 [102]。

张仲景生活的绝大多数时间处于东汉末期，《伤寒杂病论》成书时也正是东汉末期，因此仲景著述医论与以往医著迥然不同的风格及求真务实的医理阐发方式便可以感受到其在一定程度上受到了社会批判思潮影响。且单就仲景《伤寒杂病论·原序》中的部分言辞，也可看出他强烈的批判思想，如有语曰："观今之医，不念思求经旨，以演其所知；各承家技，终始顺旧，省疾问病，务在口给……夫欲视死别生，实为难矣。"便与王充对学术传承弊端的批判言辞几乎如出一辙，如《论衡·别通》有语："守信一学，不好广观，无温故知新之明，

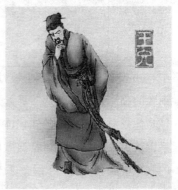

王充（27 — 约97），东汉唯物主义哲学家，无神论者。字仲任，会稽上虞人（今属浙江）。王充年少时就成了孤儿，乡里人都称赞他孝顺。后来到京城，进太学学习，拜班彪为师。王充以道家的自然无为为立论宗旨，以天为天道观的最高范畴。以气为核心范畴，由元气、精气、和气等自然气化构成了庞大的宇宙生成模式，与天人感应论形成对立之势。其主张生死自然，力倡薄葬，以及反叛神化儒学等方面彰显了道家的特质。

而有守愚不览之闇。[103]"还有《论衡·正说》曰："前儒不见本末，后儒信前师之言，随旧述故，滑习辞语。[103]"由此，仲景的批判思维可见一斑，而其"论病藏象观"的诸多特点也与时下的流行文化思想颇有渊源。

（二）"论病藏象观"的特点及其思想文化背景

在我们看来，张仲景的"论病藏象观"有三个特点，即刻意淡化的"天人合一"观，自然朴素的"气一元论"思想以及全面运用了"阴阳学说"，对这三个特点及其文化渊源的解析如下。

一是刻意淡化的"天人合一"观。两汉初期，董仲舒在杂糅阴阳思想后所推崇的经学将"天人合一"视为最高定律，"天人合一"思想又在"独尊儒术"的时代背景下得到当权者的过分重视强调，最终导致了经学的神学化，谶纬之学泛滥、神仙巫祝风行也因此而起。

东汉前期，王充便已经开始对董仲舒经学的谶纬之说进行强力批驳。王充据古代物质客观的"气一元论"学说和道家描述天道为"自然无为"的思想，而提出了"元气自然论"。如《论衡·自然》有语"天地合气，万物自生""夫天覆于上，地偃于下，下气蒸上，上气降下，万物自生其中间矣[103]"说的是"气"是天地万物生成的本原，并没有凌驾于自然之上的主观意志操控世界变化。《论衡·说日》亦语："天道无为，人道有为。[103]"更是直言世间仅有人是有意识、有意志的，而"天道"则是自然存在的，并不具备改变世界的主观意志。这一唯物的自然论哲学思想直到东汉末期礼崩乐坏之际才得以流行，彼时的学者对于"天人关系"有了更为清醒客观的认识，张仲景也不例外。

因此，我们可以看到《伤寒杂病论》内容更为重视客观观察且开始运用直观描述的方式直接地阐发医学临床现象，重新回归到人本身进行生理病理观察论述，不再繁琐地用取类比象的方式广泛联系自然与藏府及藏府之间的关系。即使有与五行生克、藏府表里相关的内容，如《金匮要略·藏府经络先后病脉证》云："夫治未病者，见肝之病，知肝传脾，当先实脾，四季脾旺不受邪，即勿补之；中工不晓其传，见肝之病，不解实脾，惟治肝也。"所言正是"肝木乘脾土"之理，却未见仲景以大量五行学说阐发，而是更为直接阐述了临床实践中可见的一种"肝脾病象"，尽管其后有所提及五行生克的内容，但均主要立足藏府论述，刻意淡化五行相关内容。再如《伤寒论》108 条语："伤寒腹满谵语，寸口脉浮而紧，此肝乘脾也，名曰纵，刺期门。"及 109 条语："伤寒发热，啬啬恶寒，大渴欲饮水，其腹必满，自汗出，小便利，其病欲解，此肝乘肺也，名曰横，刺期门。"也是以"纵、横"来代表"肝乘脾"及"肝木侮肺金"的病象，但就是不言五行。由此，可以看到仲景"论病藏象观"刻意淡化了"天人合一"观。但值得注意的是，这一淡化并非否认"天人合一""五行学说"等先贤整体、唯物的哲学思想，实则为扬弃当时已为经学神话的"天人合一"思想，本着求真务实的学术精神对医学进行了更为实际有用的阐发。

二是朴素自然的"气一元论"思想。以董仲舒《春秋繁露》《易纬·乾凿度》《白虎通·天地》为代表的著作尽管承认"气"为宇宙生成的本原，只不过它们把"气"神化并使阴阳、五行等诸多唯物哲学思想服务于"天授皇权"的思想。如前所述，得益于东汉末年社会批判思潮的哲思，"气一元论"本身所具有的自然唯物客观的性质得以恢复，并成为当时哲人们用以批判经学思想的重要理论依据。而在《伤寒杂病论中》也可以看到朴素自然的"气一元论"思想的所带来的影响。这一影响的直接体现便是仲景医学思想中重要的"恒动观"[104]，如从仲景六经辨证来看，对于病程进展、病邪传变的叙述便始终体现发展恒动思想，除本经病外，仲景会详述并病、合病、失治误治乃至治疗预后，每一病因或多种病因在不同部位的不同表现都被仲景进行了细致阐述，如仅就《太阳病脉证并治》篇论述误汗误下的变证达 75 条之多，可见仲景重视观察"变化"的医学特点；再如仲景在《伤寒论》第 16 条论述治法时提出了"观其脉证，知犯何逆，随证治之"的方法便体现了灵动发展的治疗观；还有如"实则太阳，虚则少阴""实则阳明，虚则太阴"等论述也是仲景对机体正邪动态变化的敏感观察。

如《素问·六微旨大论》提出"气"恒动特性，有语"岐伯曰：夫物之生从于化，物之极由乎变，变化之相薄，成败之所由也。故气有往复，用有迟速，四者之有，而化而变，风之来也……岐伯曰：不生不化，静之期也"。强调了"气"往来进退、缓慢迅速促使物质产生运动变化，而不断地运动变化则是生命运转的常态和根本。显然，仲景受到了这一原始、朴素、自然的"气一元论"思想影响，在辨证论治过程中处处以发展变化的敏锐目光观察、捕捉疾病发展转归，源自这一思想使得张仲景的"论病藏象观"具有了丰富的临床内容。

三是全面运用了"阴阳学说"。东汉末期，社会动荡不安之际，道家思想乘势兴起，阴阳学说也日渐流行[101]。在这一时代背景下，虽未见仲景学说中明显的"道学"痕迹，但显然仲景并不排斥阴阳学说，并大量引入著述之中。综观《伤寒杂病论》，张仲景几乎将"阴阳学说"运用到各个与疾病相关的论述中[105]，如以"三阴三阳"立论的六经辨证，以"阴阳"区别症状，像《伤寒论》131 条语"病发于阳，而反下之，热入因作结胸；病发于阴，而反下之，因作痞也"。以"阴阳"区别结胸与痞的病因。用以描述脉象的，如《伤寒论》3 条曰："太阳病，或已发热，或未发热，必恶寒，体痛呕逆，脉阴阳俱紧者，名为伤寒。"用"阴阳"描述脉的部位。表示正邪变化的，如《伤寒论》342 条曰："伤寒厥四日，热反三日，复厥五日，其病为进。寒多热少，阳气退，故为进也。"以阳代表正气，表示正虚邪进。还有在《金匮要略》里对于各藏府阴阳虚实的阐述等，不再一一赘述。诸如此类，可以见到"阴阳学说"在仲景学术体系中运用之广泛，自然这一运用也体现在了仲景的"论病藏象观"中，成为其特点。

三、小结

综上所述，张仲景在《伤寒杂病论》中对于疾病全面详实的论治对藏象理论的知识体系进行了一次有力补充，使藏象理论在历史上进一步深入地与临床实践紧密结合[71]。因为张仲景对"病"概念的成熟认识和全面论述，我们认为可把仲景的藏象观称为"论病藏象观"，而这一观点的产生正是源自东汉末期批判思潮的影响，由此仲景论述医理才采取了与以往不同的形式风格，且在汲取当时社会流行的哲学思想以后，使得其理论学说有了求真务实的明显特点，实为医学理论实践运用的大突破、大进步。总而言之，张仲景的"论病藏象观"的产生与时代文化背景息息相关，这一藏象观的产生为藏象理论的进一步演化发展打下了坚实基础。

第四章　隋唐到金元时期——中医文化由繁入简阶段

　　随着时代的变迁、技术的革新、文化的交融，人们的文化思想日益丰富的同时却也愈发精练，中医文化的内容、思想也由繁杂宏大的体系中逐步迈向精当简练，藏象理论也自然随之步入新的阶段。

第一节　孙思邈的藏象观及其文化背景

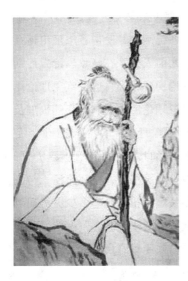

　　孙思邈，生于隋开皇元年（581），卒于唐永淳元年（682），享年102岁。他对古典医学有深刻的研究，对民间验方十分重视，一生致力于医学临床研究，对内、外、妇、儿、五官、针灸各科都很精通，有二十四项成果开创了我国医药学史上的先河，特别是论述医德思想，倡导妇科、儿科、针灸穴位等都是先人未有的，一生致力于药物研究。

唐代大医孙思邈，一生活人无数、著述甚宏，从其代表作《备急千金要方》中，我们可以一窥大医的学术风貌。《备急千金要方》作为一部综合性医著，其理、法、方、药的录述较以前医著都更为全面而细致。值得注意的是，该书在历史上首次运用了"藏府类证、方"的方式论述内科疾病，为后世医家著述医理提供了示范和启发[106]。在《备急千金要方》中，除了第十一卷到二十卷内容专门列述藏府病证方治外，其他部分杂病的论述也均以藏府为核心来区别病性、病位而指导诊治，还有养生、食疗等篇章无不围绕藏府立论等，可见孙思邈对藏府辨证的重视及其应用这一辨证方法的成熟[107]。据此，孙思邈的一系列藏府辨证理法构筑了他系统庞大的藏象观，从而也形成了其相对独到的体系特点。

一、孙思邈的藏象观

（一）理法诊治上的系统总结梳理

藏象理论体系早在《黄帝内经》中便已初步形成，但相对庞大而繁杂。之后经由《华氏中藏经》对藏象理论体系进行系统梳理并开始从平脉辨证的角度研究藏府虚实寒热病证，张仲景著《伤寒杂病论》从临床实践角度对藏府功能失调的病变加以系统阐发，使得藏象理论体系不断完善扩充而愈发成熟稳定[108]23。较之前人先著在藏象理论方面别具一格的系统阐发或独具临床思想的理论构建，孙思邈在藏象理论体系方面突出的贡献便是他把历朝有关藏象理论的阐发、病变的机理及诊治的方药进行了完整详细的系统构建，藏象理论体系在孙思邈的《备急千金要方》中变得宏大具体而有条理。诚如其在《备急千金要方·肝藏脉论》中有语曰："皆备述五藏六府等血脉根源，循环流泾，与九窍应会处所，并论五藏六府等轻重大小长短阔狭，受盛多少，仍列对治方法，丸散酒煎汤膏摩熨及针灸孔穴，并穷于此矣。"由此，尤其从《备急千金要方》的十一到二十卷专门列述藏府病证方治中可以看到孙氏每论及各藏必然详述该藏象的生理功能特性、经脉循行、脏器解剖实质、藏府病情变化、生克乘侮演变以及分证后详细的脉象辨证诊断和运用膏、丹、丸、散、汤药乃至针灸等不同而详细的治疗方法。而这些内容的呈现则主要是建立在孙思邈对历朝医书有关藏象理论内容的系统总结和梳理上。如同其《备急千金要方·序》中所述："乃博采群经，删裁繁重，务在简易……"经由孙思邈的梳理总结，我们看到《备急千金要方》里的藏象理论体系完整而有条理，理论和实践高度契合，相对易学易用[109]。

（二）辨证类方宗以"阴阳"为纲

自"阴阳学说"引入中医学以阐发理论开始，以"阴阳"为纲论述医理已成为屡试不爽的根本立论依据，孙思邈以藏府列别证候、区分方剂的过程中仍以"阴阳"作为了辨证类方的总纲[107]。如《备急千金要方·肝藏脉论》语曰："足厥阴厥逆少阳则营卫不通，阴阳交杂，阴气外伤，阳气内击，击则寒，寒则虚，虚则猝然喑哑不声……金克木，阴击阳，阴气起而阳气伏，伏则实，实则热，热则喘。"以"阴阳不和"阐发藏府功能失调而引起的一系列"虚实寒热"病变，如此以"阴阳"论病机的表述在各藏脉论中均可见一斑；在辨证中，孙思邈也在"阴阳"对立辨证的认识观指导下以"表、里、虚、实、寒、热"一系列对立概念来划分病证，如在《备急千金要方·肝虚实》中以"肝实热、肝胆俱实、肝虚寒、肝胆俱虚"区分肝藏病证等，同时还据五藏对应的身体部位列述病证，如肝藏对应"筋极"、心藏对应"脉极"、肾藏对应"精极、骨极、骨虚实"等；之后再在各类病证下列别方药治法，诚如《备急千金要方·肝脏脉论》有言："其冷热、虚实、风气，准药性而用之，则内外百疴无所逃矣。"道出了孙思邈宗法"阴阳"以辨证类方指导临床。

（三）医学思想上的融会贯通

作为系统梳理历代医著的综合性著作，孙思邈的理论著述自然糅合了各家医学思想。值得注意的是，除了中国本土传统医学思想的汲取应用外，孙思邈还别具一格地吸收了外来医学思想并尝试与本土传统医学思想融合运用，而这些融会贯通的医学思想亦进一步充实了其藏象理论体系的构建。

从《备急千金要方·诊候第四》中我们便已能够看到孙思邈对各家医学思想的融会贯通进行了探索尝试。如《诊候第四》语曰："何谓三部？寸关尺也，上部为天，肺也；中部为人，脾也；下部谓地，肾也。何谓九候？部各有三，合为九候……"以"天、地、人"分别比喻"三部"及每部"三候"。这里代入的是"天、地、人"三才思想，属于儒学范畴[110]。而这一引喻属于传统中医学的思想观念。然在之后《诊候第四》还有语曰："地水火风，和合成人。凡人火气不调，举身蒸热；风气不调，全身强直，诸毛孔闭塞；水气不调，身体浮肿，气满喘粗；土气不调，四肢不举，言无音声。火去则身冷，风止则气绝，水竭则无血，土散则身裂。然愚医不思脉道，反治其病，使藏中五行共相克切，如火炽然，重加其油，不可不慎。凡四气和德，四神安和。"则是孙思邈创造性地将佛家医学的"四大失调"思想即"地、水、火、风"学说引入病因病机的阐述，并尝试与传统中医的"气一元论""五行学说"等思想相融合[111]。凡此种种，包括传统医学里的儒、道思想及外来的佛医思想都能在《备急千金要方》的著述里得以体现。而诸多医学思想的融合也进一步指导了孙思邈藏象理论体系的诊治方药。如孙思邈对佛陀时代的名医耆婆的医药方术予以肯定和引用，并认同耆婆"天下物类，皆是灵药"的"万物皆药"理论[112]，典型的就是在《备急千金要方·胆腑·万病丸散》里引入丸剂"耆婆万病丸"用以治疗一系列沉疴杂疾，及至《千金翼方》又引入了更多的佛学医药。源于孙思邈对于佛学医药方法的吸纳融合，在佛医"万物皆药"的思想影响下，他还大量吸收民间或外来药物，使《千金方》所载药物比唐代官修《新修本草》还要多 680 种，极大地丰富了中医学药物治疗体系，也进一步充实了与藏象理论体系相关的方药内容 [113]。

综上所述，我们可以看到孙思邈的藏象理论体系宽宏丰富，我们认为这一体系的特点主要有三点：一是对历朝医著藏象理论中的理法诊治进行了系统总结并梳理，使体系内容宏大却条理清晰；二是在辨别证候及分类方剂的过程中依旧宗法于"阴阳"为总纲；三是在著述医学理论的过程中有意识地融合各家尤其是外来佛家医学思想，并在诸多医学思想的影响下使藏象理论体系的方药知识得到大量扩充。可以说以上三点特征使得孙思邈《备急千金要方》的藏象理论体系作为在录述前人医著的同时参以个人经验思想而形成的综合性医论方书在藏象理论发展史上具有时代意义。

二、解析文化背景对孙思邈藏象理论体系的影响

医学属于自然科学的同时也是一门社会科学，因此不同的时代文化背景必然会影响到一个时代的医学思想转变 [72]。故而，如果想进一步理解认识并有效地对孙思邈的藏象理论体系进行解读学习，我们就有必要了解其理论体系形成的时代文化背景。

（一）概述隋唐时期的社会文化背景

隋朝以前，中国陷入了长达 300 年之久的南北对峙割据局面，在数百年的战乱割据影响下，民族融合加剧、文化交流频繁，尽管时局动荡，但中华文化却也异常灿烂，而各个时期的统治者为了稳定政权，拉拢各阶级民众，也开始有意识地融合推动各类文化思想，由此儒、佛、道三家文化都得到了不同程度地推广与传播 [9]88-89。而与此同时，大众对于统一稳定思想的期冀也益发强烈。之后，隋朝于公元 589 年统一了中国，但隋朝命短，唐承隋制立朝继续执行并加强中央集权。隋唐时期的这次统一集中了财力、物力，极大地促进了南北各民族的融合和总体经济发展，隋唐时期出现了高度契合了中华民族期盼统一的"大

同思想"。这一"大同思想"在中央集权的政治背景下又得以充分体现，如礼乐恢复、文献整理等方面的表现尤其突出。从隋朝开始，统治者便以官方名义顺承"大同思想"进行文化统一，如隋天皇十四年隋文帝诏曰："在昔圣人，作乐崇德，移风易俗，于斯为大……天下大同，归于治理，遗文旧物，皆为国有。比命所司，总令研究，正乐雅声，详考已讫，宜即施用，见行者停。[114]"在这一思想和统治者意志的感召下，文史医书开始了史无前例的大型汇编整理，如隋炀帝于公元606年敕撰31部新书，总计17000余卷，约于614年完成，其中之一便是多达2600余卷的《四海类聚方》。如此文化大同的景象持续至中唐以前，不仅体现在文献汇编上，儒、佛、道三家思想也历经纷争而逐渐随着社会背景的安定繁荣和文化环境的宽松活跃而越发趋于融合。正是在这一社会文化的背景下，孙思邈约于公元652年完成了《备急千金要方》的撰写。

（二）隋唐时期的社会文化背景对孙思邈藏象理论体系的影响

由上所述，我们认为在隋唐时期文化繁荣统一的背景下对孙思邈所著的《备急千金要方》中形成的藏象理论体系的影响主要有以下两点。

一是"大同思想"促成其系统全面整理藏象理论体系的相关知识内容。如前述，诸多同一时期涌现的文史医书皆出现了汇编总结、系统整理的共同特征。如隋代医家巢元方奉诏修订的中国第一部专论疾病病因和证候的专书《诸病源候论》为50卷分67门共1720论；还有孙思邈之后的医家王焘著《外台秘要》全书共1104门、载方6000余首等。诸多医书无不显现出"宏大且全面"的特点。也因此，孙思邈著《备急千金要方》30卷，根据孙思邈书中提及的参考文献，除《黄帝内经》《难经》《伤寒杂病论》《神农本草经》以外，主要还有华佗、皇甫谧、张湛、王叔和、范东阳、张苗、靳邵、葛洪、陶弘景等十几位医家的著作，其内容的宏丰可见一斑，再加上其所著《千金翼方》两书共百万余字，由此可见孙氏著书"求全、求大"的思想，也由此促成了他能全面系统地总结历代医著的藏象理论及治法方药，从而形成一个完整的体系。从另一方面来说，正是当时文献编著的流行，使得文献梳理的编次排目工作日益纯熟，也促成了孙思邈及当时一批医家能以条目门类清晰合理的体例编撰宏丰的医学著作。

二是思想荟萃促成其理论体系内容丰富。因为当时社会背景相对安定繁荣，并且文化环境趋于宽松活跃，使得各类文化思想得以流传推广并逐步融合。这一文化背景也在孙思邈的医书中得以体现。因此，孙氏在阐发藏象理论的过程中可见"阴阳学说""五行学说""天、地、人"三才思想、"气一元论""官制文化"乃至佛家医学"四大失调"思想等内容，并尝试了初步的融会贯通，使得整个藏象理论体系的内容格外生动而丰富。值得一提的是，孙思邈依据社会时代的变化在运用"官制文化"阐发藏象的过程中做出了符合时代特征的修改，如称肝为"郎官"、称脾为"谏议大夫"、称肾为"后宫内官之女主"等，富有时代气息。足见当时文化思想的活跃程度，这在一定程度上也成就了孙思邈的著述既能"综述古义"又能自由地"融会新知"。

三、小结

得益于隋唐时期相对开放自由的社会思想以及"大同思想"的影响，孙思邈所著《备急千金要方》形成了内容宏丰、思想活跃而条理清晰的藏象理论体系。从孙思邈的藏象理论体系之中我们不仅可以一窥历代医著对藏象相关的生理、病理及诊治方药的录述，同时也能够跟随孙思邈的思路运用不同思维学说理解和认识藏象理论。而当我们了解形成这样一种理论体系观点与时代文化背景的息息关联之后，有助于我们更为客观准确地解读以孙思邈为代表的一批医家在当时产生的学术观点。

第二节 钱乙的藏象观及其文化背景

相较于宋以前多位医界先贤构筑的包括藏象理论在内的宏大的医学体系，宋代钱乙专精儿科，以藏府辨证为核心构筑了独特的儿科疾病辨治体系，为整个中医学藏象理论体系充实了针对儿科特点的藏府病治内容，但其学术思想又不仅仅囿于儿科之内，其对后世医家予以藏象理、法、方、药等多方面的启迪垂范[115]102。因此，想要了解认识宋以后藏象理论的发展演变，解读分析钱乙的藏象观具有代表意义。

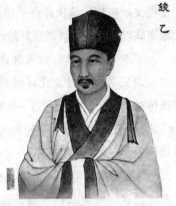

钱乙，字仲阳，宋代东平人，约生于北宋仁宗至徽宗年间（约1032~1117），是我国宋代著名的儿科医家。钱氏治学，先以《颅囟方》而成名，行医儿科，曾治愈皇亲国戚的小儿疾病，声誉卓著，被授予翰林医学士。曾任太医院丞，在多年的行医过程中，钱乙积累了丰富的临床经验，成为当时的著名医家。《四库全书总目提要》称钱乙幼科冠绝一代，言不为过。

一、钱乙的藏象观

通观《小儿药证直诀》一书，我们可以看到钱乙以五藏为核心对小儿生理、病理展开了一系列的辨治论述，其藏象观尤为突出的特点是格外重视五藏的"五行生克制化"关系和"五行四时对应"规律，这一突出特征主要体现在钱乙对于小儿病的诊断、治疗方面，且在制立方剂的过程中钱氏也擅于以五行对应五色的方式进行命名而使其方剂作用一目了然[108]24。

（一）完善发挥了藏象理论体系中"五行与五藏"的对应内容以指导诊治

自"五行"学说引入以阐发藏象理论以来，五藏生理、病理、诊治等内容的阐发融汇其中，后世医家持续沿用且屡试不爽，而钱乙更是创造性地在小儿病理、诊治的归纳总结中结合实践贯彻了"五行"学说。如《小儿药证直诀·五藏所主》有云："心主惊，实则叫哭，发热……肾主虚，无实也。唯疮疹，肾实则变黑陷。"以惊、风、困、喘、虚等概括了小儿五藏病理的证候特征。之后在《小儿药证直诀·五藏病》中又有云："肝病，哭叫目直，呵欠顿闷……肾病，无精光畏明，体骨重。"则是在前述五藏证候基础上进一步总结五藏的病理表现[116]。此外，诊断治疗方面也体现了钱乙的"五行"学说思想，如《小儿药证直诀·面上证》曰："左腮为肝……颏为肾，赤者热也，随证治之。"将面部各部位与五藏对应指导望诊。还有《小儿药证直诀·目内证》语曰："赤者，心热，导赤散主之……无精光者，肾虚，地黄丸主治。"以目内五色诊断五藏疾病并指导治疗，可以看到在原本旧有的"心，其华在面""肝主目"等理论基础上，钱乙以"各藏之中，必各兼五气"的"五行互藏"思维结合实践来通过单一部位的不同表现进行了分属五藏的病证判断以指导诊治，该思维在《小儿药证直诀》的《伤风》《伤风手足冷》《伤风腹胀》《伤风兼证》《诸疳》《初生三日以上至十日吐泻身温凉》等篇章中也皆有体现。而这一"五行互藏"思想也成为后世以"五行"学说指导实践的探讨内容之一[117]。

从一定程度上来说，这一系列围绕五藏进行的小儿病理特点及诊治的阐发与"五行"学说与中医学传统的藏象理论体系内的体现是相对应的，但具体结合到小儿疾病的实践上又有了钱氏的创新发挥，也对其后钱氏进一步运用"四时五行对应"及"五行生克制化"等"五行"学说诊治小儿疾病起到了实际的指导作用。从另一方面来说，这样对藏象理论体系中的"五行对应五藏"内容也是一次补充与完善。

（二）以"五行生克制化"思维指导疾病的治疗

在总结归纳了小儿病理特点及诊治纲要的基础上，治疗过程中钱乙则格外重视"五行生克制化"关系的运用。如《小儿药证直诀》中《五藏相胜轻重》有云："肝藏病见秋，木旺，肝强胜肺也，宜补肺泻肝……

肾病见夏，水胜火，肾胜心也，当治肾。"及《肺病胜肝》有云："肺病春见，肺胜肝，当补肾肝治肺藏。肝怯者，受病也……"以"五行相胜"的思维提出了四时各藏患病的治疗方法。再如《肝病胜肺》曰："肝病秋见，肝强胜肺，肺怯不能胜肝，当补脾肺治肝。益脾者，母令子实故也……治肝，泻青丸主之。"及《肝有风甚》曰："身反折强直不搐，心不受热也，当补肾治肝……若得心热而搐，以其子母俱有实热，风火相搏故也……治心，导赤散主之。"以"母子补泻"的方法治疗肝病兼证。还有《肝有风》曰："目连札不搐，得心热则搐……治心，导赤散主之。"及《肝有热》曰："目直视不搐，得心热则搐……治心，导赤散主之。"以"五行相胜"的思维判断兼证以指导治疗等。诸如此类，皆是钱乙建立以"五行生克制化"的整体思维结合临床而阐述医理并提出了具体且直接的治疗方法[118]。

（三）以"四时五行"对应规律指导疾病诊治

钱乙在论治疾病的过程中还格外重视以"四时五行"的对应规律诊治五藏疾病。在《小儿药证直诀》中，有以一日"四时五行"对应规律阐发五藏疾病的，如《早晨发搐》篇有云："因潮热，寅卯辰时身体壮热，目上视，手足动摇，口内生热涎项颈急，此肝旺，当补肾治肝也。补肾地黄圆，治肝泻青圆主之。""寅、卯、辰时"对应的是"五行肝木气旺"，因而此时发病抽搐则病位在肝，而潮热与肾水亏损有关，故补肾泻肝抑制肝旺，如此论述在《日午发搐》《日晚发搐》《夜间发搐》等篇及《皇都徐氏子三岁病搐案》验案中皆有体现，这是钱乙受到《灵枢·顺气一日分为四时》所曰"以一日分为四时，朝则为春，日中为夏，日入为秋，夜半为冬"的启发，分一日为四时并按照五行与四藏配比，其中"寅、卯、辰"时为"木气旺"时，主肝病；"巳、午、未"时为"火气旺"时，主心病；"申、酉、戌"时，为"金气旺"时，主肺病；"亥、子、丑"时为"水气旺"时，主肾病；还有以一年"四时五行"对应规律阐发五藏疾病的，在前述论及"五行生克制化"关系的篇章如《五藏相胜轻重》云："肝藏病见秋，木旺，肝强胜肺也……脾病见四旁，皆仿此治之，顺者易治，逆者难治，脾怯当面目赤黄，五藏相反，随证治之。"及《肝病胜肺》云："肝病秋见，肝强胜肺，肺怯不能胜肝……"和《肺病胜肝》云："肺病春见，一作早晨肺胜肝，当补肾肝治肺藏……"等篇章中就体现了钱乙根据一年"四时五行"对应规律来指导诊治的思想。

综上，我们认为，钱乙在论治小儿疾病的过程中主要以"五行"学说的思想贯穿其中，可以说从小儿病角度进一步发挥完善了"五行与五藏"生理、病理、诊治等方面的对应内容，并重视运用"五行生克制化"关系和"四时五行"对应规律来指导疾病的诊治，这些形成了钱乙独树一帜的藏象知识体系，也构成了其藏象观的主要特点。

二、当时文化背景对钱乙藏象观形成的影响

社会、时代的主流文化思想必然会影响到当时社会各个学科认识问题的方式、思考问题的模式及解决问题的方法，故而，藏象理论体系作为富含人文、社会属性的中医学科核心理论也必然在发展进程中被当时的主流文化思想所影响 [72]。据此，我们通过解析钱乙藏象观所产生的文化背景以加深我们对其独特理论体系的认知。

（一）概述宋代社会文化背景

宋代在文化思想上，得益于范仲淹、欧阳修等政治家、文学家承接并推动的古文运动，经由周敦颐、邵雍、程颢、程颐、朱熹、张载等先哲从不同角度阐发立论，使得儒学进一步借鉴融汇佛、道之学而崛起形成新儒学，即理学。与魏晋玄学清灵泛谈的风格不同，理学相对庄严实际，其思维核心主要集中在人生、人性上，而五行作为天理贯彻到万事万物的联系，作为规律的介导理论逐渐成为当时人们所重视和主张的文化思想 [119]21-44。

同时，宋代为了加强中央集权，格外注重文官培养，遴选大量文士入朝而极大地促进了文化及科技的发展。随着不少文士加入了医学研究队伍，中医学人才队伍的文化素养整体得以提高。且因为宋代政府对于医学史无前例的重视，在这一主流意识的影响下，许多并非专业从医的人士也纷纷开始钻研医学，诸多文臣武将如欧阳修、王安石、曾公亮、富弼等皆参与了医书的整理工作，苏轼、沈括等先贤还著有个人医方专集。一时间社会上"知医成风"，而"儒医"之称正是肇始于此时[9]211。钱氏正生活在这一社会安定、经济繁荣、文风大盛的时期，随着农业、工商业、科技的进步，医学的推广交流也进一步得以提升，使中医学一时间成就突出。

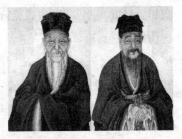

程颐（1033 — 1107），汉族，字正叔，洛阳伊川（今河南洛阳伊川县）人，世称伊川先生，出生于湖北黄陂，北宋理学家和教育家；为程颢之胞弟，历官汝州团练推官、西京国子监教授。元祐元年（1086年）除秘书省校书郎，授崇政殿说书；程颐的学说以"穷理"为主，认为"天下之物皆能穷，只是一理""一物之理即万物之理"，主张"涵养须用敬，进学在致知"的修养方法，目的在于"去人欲，存天理"，认为"饿死事极小，失节事极小"，宣扬"气禀"说。

（二）解析宋代社会文化背景对钱乙藏象观形成的影响

基于钱乙所处的时代文化背景，我们认为当时的文化思想对于钱乙藏象观的形成主要带来以下三点影响：

一是科技进步促成钱氏契合临床实践的理论创新。因为政治稳定、经济繁荣，宋代各行业得以自由发展，人们对于科学技术如火药、指南针、活字印刷术等运用愈发纯熟。在沈括所著《梦溪笔谈》中便可见到当时的科技盛景，如天文、历算、音乐、医学等，还有新历法、浑天仪、浮漏等发明创新，无不彰显着宋代在以理学为文化背景的"新学肇兴"影响下时代人文科技的进步明显。而中医学从秦汉《黄帝内经》之后历经千百年的理论积累和实践总结，到了北宋，不论是对人体发病规律的认识，还是对诊治处方规律的掌握都大有进步。同时，感召于当时普遍重视实践、勇于创新的学界气象，钱乙既发皇古义，又能融会新知，在"五行"学说的框架下结合小儿病的临床实践进行了理论创新，其学术思想也成为历史上中医学理论与实践紧密结合的又一典范，颇具科研实证精神的气息。

二是"五行"学说流行奠基了钱氏藏象观。钱氏在传承前人医学经验的基础上格外重视"五行"学说，与当时社会文化思想流行阐发"五行"不无关系，较有代表性的如周敦颐《太极图说》云："……阳变阴合，而生水、火、木、金、土。五气顺布，四时行焉。五行，一阴阳也；阴阳，一太极也；太极，本无极也。五行之生也，各一其性……"以"阴阳"与"五行"的关系阐发自然变化及人身修养的道理[119]103；还有如王安石在其《洪范传》语曰："五行，天所以命万物者也……五行也者，成变化而行鬼神，往来乎天地之间而不穷者也，是故谓之行……"阐明了"五行"作为万物的根本变化促成了事物的发生发展[120]；还有如《宋史·五行志》有语曰："天以阴阳五行化生万物，盈天地之间，无非五行之妙用。人得阴阳五行之气以为形，形生神知而五性动，五性动而万事出，万事出而休咎生……自宋儒周敦颐(公元1017—1073年)《太极图说》行世，儒者之言五行，原于理而究于诚。[121]"等内容足可客观反映当时宋代对于"五行"的认识和重视及对于这一学说运用的成熟。也因此，"五行"学说的流行为钱氏形成"五行"思维特征明显的藏象观起到了奠基作用。

三是"运气学说"兴盛使钱乙重视"四时五行"规律。于北宋嘉佑二年(公元1057年)成立的校正医书局刊印了以《素问》《甲乙经》《神农本草》《灵枢》《太素》《千金方》《广济》《外台秘要》为代表的"嘉佑八书"对当时医家的影响深远，成为划时代的医学符号。其中，书局校勘的《素问》中论述"运气学说"的"七篇大论"占了全书三分之一的篇幅，至此"运气"学说的影响日益扩大，甚至在政和年间宋徽宗敕廷臣撰修的《圣济总录》前两卷中还列入了六十年运气图。

但值得注意的是，"运气学说"试图掌握一定的规律以指导日常事务，预防疾病灾害，但同时这一学说也注重规律之外的变化，表明了这一学说是灵活、客观而非拘泥死板的，因此其在实践应用中能够给予人们一定积极的指导意义。因为这一学说被官方所认可和推行，宋代一大批医家都开始了对于"五运六气"的研究[122]。钱乙亦是如此，如《钱仲阳传》中有云"数谓余言：囊学六元五运，夜宿东平王家额，观气象至逾月不寐……"可见钱氏对于"五运六气"的研究经历，如前述，钱乙因此而十分重视联系"四时五行"对应规律以指导五藏疾病诊治。但其对"五运六气"学说的运用是建立在实践验证上的，因此并未使相关的学说理论流于空泛玄虚，且有多例医案支持，给后学以可靠启发。

三、小结

综上所述，北宋医家钱乙在传承前人医学著述的同时，立足儿科疾病以五藏为中心在"五行"学说的指导下阐发医理，从而形成了其紧密契合儿科临床实践以补充"五行对应五藏"内容，重视"五行生克制化"关系和"四时五行"对应规律以指导临床诊治为特点的藏象观。而这些特点的形成与北宋时期"新学肇兴"的学界气象下，科技进步带来的实践创新精神、"五行"学说流行和成熟、重视"运气学说"的研究是息息相关的。了解了钱乙藏象观背后的社会时代文化背景，我们才能对其进一步客观地认识、理解并加以研究。

第三节　张元素的藏象观及其文化背景

藏象理论滥觞于《黄帝内经》，《华氏中藏经》已开始将藏府虚实寒热辨证的内容系统地充实进藏象理论进一步指导临床，但叙述精简有余而详实不足；张仲景则在《伤寒杂病论》中用藏府辨证的方式论治杂病，实现了理论结合实践的突破性进展；而唐代孙思邈《备急千金要方》也以藏府辨证论病，但论述宽泛而显繁杂；宋代钱乙同样以藏府辨证立论，但相对精专于儿科；及至金代医家张元素则在传承前人精粹的基础上进一步结合实践总结归纳，构成了更加成熟实用的藏府辨证理论体系，也从而开启了以藏府辨证为核心思想的易水学派[9]323。张氏的藏象理论体系较之前人更加条理、成熟，且补充了直接实用的藏府用药心得，从而形成了独特的理论观点，在一定程度上其观点的产生与当时的社会时代文化背景息息相关。

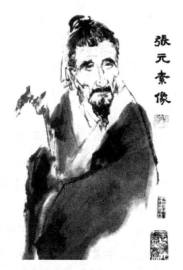

张元素，字洁古，金之易州（河北省易县军士村，今水口村）人，中医易水学派创始人，生卒之年无以确切考证而不详。其所处时代略晚于与其同时期的医家刘完素。著有《医学启源》《脏腑标本寒热虚实用药式》《药注难经》《医方》《洁古本草》《洁古家珍》以及《珍珠囊》等。其中《医学启源》与《脏腑标本寒热虚实用药式》最能反映其学术观点。

一、张元素的藏象观

（一）引经据典，条理纲目

《医学启源》是张元素撰以用来教授学徒的著作，但该书基本可以反映张元素的主要医学思想。

综观《医学启源》，其中较多内容并非张元素原创。如《医学启源·上卷》中，《五藏六府，除心包络十一经脉证法》诸篇不仅辑录了《华氏中藏经》论述五藏六府虚实寒热生死逆顺的全部内容，同时还补充以《黄帝内经·灵枢·经脉》关于是动病、所生病的阐述，配以《黄帝内经·素问·藏气法时论》各藏用药原则及钱乙《小儿药证直诀》的对证方药，其间再补充个人用药心得。如《脾之经，脾脉本在肌肉，足太阴，湿，己土》篇有语"经曰：脾者，土也，谏议之官，主意与智，消磨五谷，寄在胸中，养于四旁，旺于四季，正主长夏，与胃为表里，足太阴阳明，是其经也……脾土热，则面黄目赤，季胁痛满；寒则吐涎沫而不食，四肢痛，滑泄不已，手足厥，甚则战栗如疟也。临病之时，切要明察脉证……"摘录了《华氏中藏经·论脾虚实寒热生死逆顺之法》全文；"是动则病舌本强，食则呕，胃脘痛，腹胀善噫……主脾所生病者，舌本痛，体不能动摇，食不下，烦心，心下急痛，寒疟，溏瘕泄，水闭黄疸，不能卧，强立，股膝内肿厥，足大指不用"则取自《灵枢·经脉》篇；"脾苦湿，急食苦以燥之……"源于《素问·藏气法时论》的相关内容。其后的《三才治法》《三感之病》《四因之病》等篇也多摘录自《华氏中藏经·论诸病治疗交错致于死侯》及《黄帝内经·素问》的《阴阳应象大论》《至真要大论》《六元正纪大论》等篇相关内容。再有如《医学启源·中卷·内经主治备要》则全文辑录了刘完素《素问玄机原病式》的内容。几乎全书各个篇章均可见其对于前人经典内容的录述，可以说引经据典撰成著作是张元素著《医学启源》的一大特点[123]。

总的来看，我们认为，该书对所引经典并非机械挪用，而是医家根据个人实践心得对所引经典进行了重新编排，使得行文条理清晰、纲举目张并能彰显个人医学思想，也同时深入浅出且理据充分地阐发医学主张及方药创制。首先，医著开篇以"天地六位藏象图""手足阴阳"篇将五藏与六府、经脉、运气的配比关系阐明，提纲挈领地明晰藏象系统；之后分别在各藏系统框架内详细阐发藏府生理、病理、诊断、治法及具体方药；乃至最后依据藏象理论创制新的用药制方原则等。可以说，张元素通过引经据典、条理纲目，不仅对藏象理论的相关内容进行了一次去粗存精的凝练总结，并融合个人的创新发挥，使藏象理论的理法方药成熟完备而更适用于临床实践[124]。

（二）精究藏府，立法处方

综前述，《医学启源》作为张元素医学思想的代表著作，张元素有的放矢地引用、纲目条理地编排使诸家经典熔于一炉为其个人医学观点提供说理依据和应用思维。可以说张元素将个人学术思想融于所引经典之中，令人深感其学有渊源、学功深厚。我们认为整篇医著无论是采撷《华氏中藏经》，录取《素问玄机原病式》，还是发挥《黄帝内经》的运气、经脉学说等，主要彰显了张元素"精究藏府"的核心医学思想，恰如《医学启源·五脏六腑、除心包络十一经脉证法》开篇提出："夫人有五脏六腑，虚实寒热，生死逆顺，皆见形证脉气……此乃良医之大法也。"虽取于《华氏中藏经·五藏六府生死寒热逆顺之法》，却是借前人之见表达个人观点，表明了张元素认为病变的决定性因素在于藏府的虚损，换句话说，藏府是张元素医学观点中的"病变之本"[115]101。基于这一核心认识，张元素不断引用前人对于藏府特性的阐述来指导辨证论治，而这一核心思想也为其能进一步创立新的治法方药提供了思想源泉和立论基础。

值得注意的是，张元素在《医学启源》阐发藏府辨证的过程中结合了"五运六气"学说，以"天地六位藏象图"作为开篇立论，其后在各篇内容中均参以"藏府运气"的相关内容。但《金史》载张元素有语"平素治病不用古方"，其说曰："运气不齐，古今异轨，古方新病不相能。"[125]2812似乎与张元素在"运气"学说的运用和认识上有矛盾。但我们认为，"运气"学说的应用不仅是张元素"精究藏府"的重要思维工具，同时也是张元素借以融汇各家经典学说来服务"藏府辨证论治"的思想媒介。首先，张元素以"运气"学说为指导纲领类别藏府系统，为其后类别药物的"性味归经"打好了理论基础；其次，以《医学启源·中卷·内经主治备要》引用刘完素《素问玄机原病式》为代表，因为刘完素重视"运气"学说而以六气为致病之本阐发医学理论，张元素便巧妙地以"运气"之说类别藏府系统而沟通了"藏府辨证"体系与刘完素"六气致病"学说，也由此张元素能进一步地在《医学启源·卷中·六气方治》中以"风、暑热、湿土、火、燥、寒水"六气类别方剂以指导应用[126]。

但因为张元素以藏府为本辨治，其立法处方并不囿于"运气"学说，亦不拘泥于前人古方，而能随证化裁。正如《医学启源·下卷·治法纲要》有言："前人方法，即当时对证之药也。后人用之，当体指下脉气，从而加减，否则不效。余非鄙乎前人而自用也。盖五行相制相兼，生化制承之体，一时之间，变乱无常，验脉处方，亦前人之法也。厥后通乎理者，当以余言为然。"因此，基于在诸家经典基础上对藏府不断地精研探究，张元素的《藏府标本寒热用药式》等著能进一步罗列各藏府本病、标病的常见证候，并以寒热虚实温清补泻为治则指导各种方剂创制及药物使用，为方药治病设立了在当时先进规范的使用模式[127]。

（三）探赜药性，对藏应象

以《医学启源》为源头，张元素对完善藏象理论的另一大贡献在于提出了药物归经及引经报使理论，不仅发展了药物学理论，同时以藏象为纲领指导药物的使用让中医学藏象理论在临床应用上焕发了更大的生机。

从《医学启源·上卷·五藏六府，除心包络十一经脉证法》开始，张元素已宗《黄帝内经·素问·藏气法时论》并结合个人用药心得对各藏府用药展开了阐发，如"肝苦急，急食甘以缓之，甘草；肝欲散者，急食辛以散之，川芎。补以细辛之辛，泻以白芍药之酸。肝虚，以陈皮、生姜之类补之""心苦缓，以五味子之酸收之。心欲软，软以芒硝之咸，补以泽泻之咸，泻以人参、甘草、黄耆之甘。心虚则以炒盐补之""脾苦湿，急食苦以燥之，白术，脾虚，则以甘草、大枣之类补之；实，则以枳壳泻之"等，初步依据藏府特性提出了与各藏对应的药物运用，并体现出了其对药性的初步归纳。在此基础上，张元素在《医学启源·下卷·用药备旨》的《气味厚薄寒热阴阳升降之图》《药性要旨》《用药升降浮沉补泻法》等篇中开始详细探究药性，如"注云：味为阴，味厚为纯阴，味薄为阴中之阳；气为阳，气厚为纯阳，气薄为阳中之阴……咸味通泄为阴，淡味渗泄为阳"发挥了《素问·阴阳应象大论》

的"气味"理论以探讨"四气五味"的阴阳属性；有语曰"苦药平升，微寒平亦升；甘辛药平降，甘寒泻火，苦寒泻湿热，甘苦寒泻血热"初步阐发"气味"的治病机理；有语曰"肝胆：味辛补，酸泻；气温补，凉泻。注云：肝胆之经，前后寒热不同，逆顺互换，入求责法。心小肠：味咸补，甘泻；气热补，寒泻。注云：三焦命门补泻同……"则探讨藏府补泻与"四气五味"关系等。还在《药性生熟用法》《药用根稍》篇中探讨了药物炮制及药用部位与"气味"和治病的关系等。在不断地探讨和研究药性的过程中，张元素进一步结合实践给药物"定性定味"，在《医学启源·用药备指》的《去藏府之火》《各经引用》等篇中对药物"归经"及"引经"作用做出了定论。最终，张元素在《药类法象》及《法象余品》篇中以"风生升、热浮长、湿化成、燥降收、寒沉藏"及较难定性的"法象余品"作为类别对一百三十多味药物进行了"性味归经"和对应藏象的归纳总结，使得各类药物得以对应藏象、应用明确[128]。

这一系列用药心得在张元素另两部代表作《珍珠囊》及《藏府标本虚实寒热用药式》中得以进一步完善，使得藏象理论指导下的临床用药得以有法可依、有律可循，也无怪乎李时珍大赞张元素曰："辨药性之气味、阴阳、厚薄、升降、浮沉、补泻、六气、十二经，及随证用药之法，立为主治、秘诀、心法、要旨，谓之《珍珠囊》，大扬医理。灵素之下，一人而已。"[129]

综上所述，"宗于历代经典阐发观点、精究藏府指导立法处方、探赜药物性味对应藏象"是张元素藏象观的重要学术特点，也使得藏象理论发展取得了里程碑式的成就。但总体来说，我们认为，其医学思想特点有着当时社会文化背景的深刻烙印。

二、解析张元素的藏象观的文化背景

北宋之后，随着北方少数民族崛起而逐鹿中原，中国北方便成为政权交争的主战场而开始了长期的战乱。及至金代暂时统一了北方部分地区，历经长期战乱的中国北方民生困难并且天灾疫病频繁爆发。彼时，具有时代特征的新疾病谱出现，不仅瘟疫肆虐，同时因长期流离失所、民不聊生而致大量内科病盛行[130]。因循守旧的方剂已不能解决当时的疾病问题，在此背景下，迫使金代诸多医家另辟蹊径、谋求医效，同时因为金代独特的时代文化背景促使当时医家以新的研究方式、思维模式展开了医学探究。

（一）旧儒重兴带动尊经学风

自北宋南迁以后，金代当政者为巩固政权，仍以儒家学说为正统，如《金史·卷一二五文艺上》有云："世宗、章宗之世，儒风丕变，庠序日盛。[125]2713"儒家经典成为金代科考和教育的主要教材，如《金史·卷五一选举志一》语曰："凡经，《易》则用王弼、韩康伯注，《书》则用孔安国注，《诗》用毛苌注、郑玄笺，《春秋左氏传》用杜预注，《礼记》用孔颖达注，《周礼》用郑玄注、贾公彦疏，《论语》用何晏集注、邢昺疏，《孟子》用赵岐注、孙奭疏，《孝经》用唐玄宗注。[125]1131"但值得注意的是，金代儒学教育多是以宋朝以前的注本为标准用书，可见金人建朝为统一思想而视宋朝文化思想为异端，对于新兴理学并不推崇。这一现象在全祖望修订的《宋元学案·卷一百屏山鸣道集說略》有评述曰："关、洛陷于完颜，百年不闻学统……建炎南渡，学统与之俱迁，完颜一代，遂无人焉。[131]"由此可见一斑。在该体制主导下，金代多数学者学风古朴而着重关注先秦儒家经典，旧儒学由此兴盛。

张元素作为八岁应试童子举、二十七岁应试经义进士的科举士子[129]，显然其个人学术作风深受金代旧儒学风的影响。因此也使得其著书立说带有明显的尊敬尚典的风格，这一特点在《医学启源》中体现得格外突出，其围绕藏府辨证所展开的立论阐发均宗以《黄帝内经》等历代经典，不仅进行了较大篇幅的直接引用，且创新之说也均以经典为依据进行专题发挥。

（二）王道思想孕育王道医学

源于金代对于儒家学说的重视，儒学的修身观、王道意识、正统意识、民本意识等均对当时学者的思想产生了巨大的影响，儒家讲求"修身、齐家、治国、平天下"而重视个人心性修养，追求王道治国的意识成为当时的主流思想[132]。因此，有学者归纳张元素的医学主张有着"王道医学"特点，认为其以"藏府为本"论治疾病的思想与儒学的"王道意识"相近相似[133]19，我们认为有一定道理。这一思想观点明显体现在张元素的两点医学主张上：一是他格外重视"藏府辨证"，在治病过程中体现"正气存内，邪不可干"的思想，认为患病主要因素在于"藏府虚乘"，从而其化裁古方和创制新方格外重视补正驱邪，而少用攻伐药物[115]；二是其在调补藏府的过程中已出现了固护脾胃的思想萌芽，诚如易水学派李杲传人罗天益有云"先师尝曰：'洁古老人有云：养正积自除。犹之满坐皆君子。纵有一小人。自无容地而出。今令真气实、胃气强、积自消矣。洁古之言。岂欺我哉'"[134]。我们认为，这一具有溯本求源、修正补偏特色的医学思想显然离不开儒学修身观、王道意识的熏陶感染，无疑也就孕育出以张元素为代表而具有"王道医学"特色的易水学派。

（三）理学北传触动格物穷理

学界普遍认为，相较于两宋理学的开拓精进，金代儒学因内容驳杂未成体系而未能提供新的思想元素，故该时期被视为古代思想史的低谷，往往学者谈论文化思想会忽略金代；而肇兴于北宋的理学在两朝对垒时，学统南传而发展为这一时期的主要思想，但北方理学并非完全绝迹，及至金代中后期，随着南方程朱理学北传，最终北方理学得以复兴[132]。生活于金代的张元素，在"犯庙讳下第"后潜心医学，通过二十余年研习方才成为一代名医[129]，及至其收授学徒、著书立说之时，应当已近元代末期，故而其学术思想的形成很有可能受到了程朱理学影响。

由前述可知，张元素结合诸家学说精究藏府特性，将藏府辨证理论进一步精细化、系统化；同时，张元素探赜药性，发挥了药物气味、归经、制方等学说，并根据气味厚薄、升降浮沉的药物性质结合"五运六气"之理进行与藏象相对应的分类，进一步完善了藏象理论的实际应用等。我们认为，这些医学思想、学术方法所体现出的探求事物原委、道理的精神与程朱理学所倡导的"格物穷理"不谋而合，且其中关于"象""气"等概念的认识和推求，也凸显出诸多如邵雍发扬的"象数学说"及张载发挥的"气一元论"等理学思想的痕迹特征。由此可知，理学在金代中后期的北传对张元素医学思想的形成亦产生了深刻的影响。

三、小结

综上可知，金代在中国文化思想史上呈现了新、旧儒学交织并存的局面。在这一文化背景的影响下，张元素格外重视藏府辨证，因尊经学风而以引经据典、条理纲目的方式阐发观点；受理学影响而精究藏府本质、探赜药物属性，这些思想基础共同构成了张元素藏象观的独特之处，也最终铸就了更为系统实用的中医学藏象理论体系，开创了藏象理论临床实践运用的新局面。

第四节　李东垣的藏象观及其文化背景

李东垣生于金代，卒于蒙元征伐扩张之时。生逢朝代更迭，历经战乱动荡，特殊的时代背景和社会局面对当时百姓的生活和人文环境均产生了较大影响，同时频繁的战乱也加速了当时中原地区疾病谱的变化。作为张元素的传人，易水学派重要代表人物之一，尽管易水学派的学说起源于藏府辨证论治，但不同传人依据不同的社会时代需求

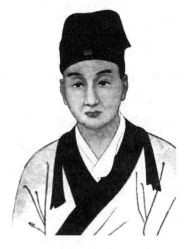

李东垣(1180 — 1251),男,汉族,又名李杲,字明之,中国金元时期著名医学家,晚年自号东垣老人,真定(今河北省正定)人。家族富甲一方。曾从张洁古学医。其医论以为饮食不节、劳役所伤及情绪失常,易致脾胃受伤、正气衰弱,从而引发多种病变。对于发热的疾病,应分辨外感或内伤,对邪正的辨证施治应有明确的区别。治法上重视调理脾胃和培补元气,扶正以驱邪。于内伤脾胃的理论和治法均有贡献。

而研讨延伸出特色突出且行之有效的临证学验,这些临证学验构成了易水学派不同医家各有特点的藏象观。正是特殊的时代文化背景使得李东垣产生了以脾胃为核心立论的辨治方法,也从而形成其传承古人而又独树一帜的藏象观。

一、李东垣的藏象观

(一)生理上认为脾胃具有核心枢纽的地位

目前学界已然达成共识,李东垣最为核心的学术思想可大致概括为"内伤脾胃,百病由生"[108]24-25,即后世常称的"脾胃论"思想。如果仔细分析李东垣的脾胃论思想,则可以看到李东垣通过阐发"气"的概念及对气机升降的认识把脾胃提升到了人体生理的核心枢纽地位[115]118-120,具体来说,包括以下两个方面。

首先,李东垣认为胃气是人体生理机能的根本保障,是诸多生理机能的统一来源。如《内外伤辨惑论》首篇《辨阴证阳证》便开宗明义曰:

"夫元气、谷气、营气、卫气、生发诸阳之气，此数者，皆饮食人胃上行，胃气之异名，其实一也。"直接指出人体生理中司职不同的"气"皆源于"胃气"。同时在《脾胃论》开篇《脾胃虚实传变论》中，李东垣通过梳理数篇《黄帝内经》有关藏府、脾胃的论述后总结曰："历观诸篇而参考之，则元气之充足，皆由脾胃之气无所伤，而后乃能滋养元气；若胃气之本弱，饮食自倍，则脾胃之气既伤，而元气亦不能充，而诸病之所由生也。"则明确强调脾胃水谷之气是元气充足的核心保障。其后《脾胃论·脾胃虚则九窍不通论》又语曰："真气又名元气，乃先身生之精气也，非胃气不能滋之。胃气者，谷气也，荣气也，运气也，生气也，清气也，卫气也，阳气也。又天气、人气、地气，乃三焦之气。分而言之则异，其实一也，不当作异名异论而观之。"进一步提纲挈领地以"胃气"统一各"气"。凡此种种，李东垣把脾胃水谷之气作为生理机能运转动力的源泉。

其次，李东垣还把脾胃看作是生理机能正常运转的枢纽。《脾胃论·天地阴阳生杀之理在升降浮沉之间论》语曰："盖胃为水谷之海，饮食入胃，而精气先输脾归肺，七行春夏之令，以滋养周身，乃清气为天者也；升已而下输膀胱，行秋冬之令，为传化糟粕，转味而出，乃浊阴为地者也。"在李东垣看来，自然界万事万物的正常运转离不开气机的升降浮沉，而自然界春夏秋冬之天地气机升降浮沉的枢纽在于长夏土气，故人体气机的升降枢纽在于居于人体中央部位的脾胃土气。由此在该篇中还曰："不然，损伤脾胃，真气下溜，或下泄而久不能升，是有秋冬而无春夏，乃生长之用，陷于殒杀之气，而百病皆起；或久升而不降亦病焉。"则再次强调脾胃损伤能影响人的整体气机而导致五藏六府及四肢九窍均受病。

由上述可知，李东垣把脾胃水谷之气作为人体生理机能运转的动力源泉，同时把脾胃作为生理机能运转的核心枢纽，故而其学术观点中从生理上把脾胃提升到了核心枢纽的地位[135]。

（二）病理上围绕脾胃探讨内伤病变因机

承接易水学派的学术思想，李东垣更为注重藏府内伤病变，而其医论主要立足脾胃阐发内伤病变的病因病机。

基于李东垣对于脾胃的重视，其关于内伤病变的探讨以脾胃内伤为主展开。如其对于内伤病因的阐发，在《脾胃论·脾胃虚实传变论》中语曰："此固喜怒忧恐，损耗元气，资助心火。火与元气不两立，火胜则乘其土位，此所以病也。"指出精神情志异常会扰动心火导致脾胃病变。《脾胃论·脾胃盛衰论》中有语曰："夫饮食不节则胃病，胃病则气短精神少而生大热，有时而显火上行，独燎其面。"指出了饮食不节可导致脾胃内伤，使患者表现出短气、精神不振、发热或面赤而热等症状。之后又语曰："形体劳役则脾病，脾病则怠惰嗜卧，四肢不收，大便泄泻；脾既病，则其胃不能行津液，故亦从而病焉。"指出过度劳役会伤及脾胃，导致患者具有倦怠嗜卧、四肢无力、泄泻等症状[136]1-70。由此可以看到，李东垣的藏府辨证过程着重强调饮食不节、形体劳役、情志所伤损伤脾胃引发的一系列病变，他的观点不同与以往经典阐发的涉及五藏六府、四肢九窍的三因致病，而是侧重内伤病变而探讨三种导致脾胃病变的因素，视之为人体发病的主要病因。

再者李东垣还立足脾胃探讨了内伤疾病的病机，如《脾胃论·饮食劳倦所伤始为热中论》语曰："若饮食失节，寒温不适，则脾胃乃伤。喜、怒、忧、恐，损耗元气。既脾胃气衰，元气不足，而心火独盛。心火者，阴火也……相火，下焦包络之火，元气之贼也。火与元气不两立，一胜则一负……"指出饮食不节、情志内伤等因素损及脾胃导致元气虚衰，从而破坏元气与阴火的平衡，导致阴火不断消耗元气成为内伤病变的病机。还有《脾胃论·肺之脾胃虚论》云："脾胃之虚，怠惰嗜卧，四肢不收……乃阳气不伸故也。"把病变在肺的病机归结为脾胃气虚不能顾护肺气。以及《脾胃论·胃虚藏府经络皆无所受气而俱病论》云："夫脾胃虚，则湿土之气溜于脐下，肾与膀胱受邪。膀胱主寒，肾为阴火，二者俱弱，润泽之气不行……风、寒、暑、湿、燥、火，乃温、热、寒、凉之别称也，行阳二十五度，右迁而升浮降沉之化也，其虚也，皆由脾胃之弱……"更是通篇阐发了脾胃气虚导致五藏六府、经络官窍气机升降失常是内伤病变的根本病机[136] 74-296。

由上述可知，在人体病理的探讨上，李东垣不仅更为重视内伤病变，同时也把导致脾胃病变的因素作为内伤病变的主要原因，并把脾胃气虚作为内伤病变的根本病机。

总体来说，李东垣从生理上认为脾胃具有核心枢纽的地位，从病理上又围绕脾胃阐发内伤病变的病因病机，这两点共同构成了李东垣特色鲜明的藏象观。最终也正是基于这两点认识而确立了以升阳泻火为主要特点的用药处方法度[137]，看似标新立异，却在历史上的一个时期里行之有效并得以广泛传播，说明其医学理论的产生是符合当时需求的，换句话说正是独特的社会时代背景铸就了其独特的医学观。

二、解析李东垣的藏象观的文化背景

不同的文化背景影响了不同时代医家的治学方式、撰文形式、表达方式及思维模式，而文化背景又取决于社会时势、自然环境等因素，因此不同的社会时代境况决定了当时的大文化背景，同时也影响了当时医家学术理论的形成[72]。显然，李东垣的藏象观也就从一个侧面反映了当时社会的文化背景。

（一）疾病谱改变推动医学文化发展创新

李东垣生活的金末元初多数时间处于战乱不休，当时民族矛盾尖锐，宋金对峙、金元混战，在这一时局动荡、战火延绵的社会环境下，导致当时的疾病谱发生了改变，让原有的医药方法不能继续满足民间的医疗需求[9]5。这一情形下，李东垣在传承旧有医学理论的同时，为适应新的医疗需求而不得不从医学理念、思维模式上改进，并通过临床实践检验，最终形成新的医学理论。

正如其作《内外伤辨惑论·辨阴证阳证》所言："向者壬辰改元，京师戒严，迨三月下旬，受敌者凡半月，解围之后，都人之不受病者，万无一二，既病而死者，继踵而不绝……大抵人在围城中，饮食不节，及劳役所伤，不待言而知。由其朝饥暮饱，起居不时，寒温失所，动经三两月，胃气亏乏久矣，一旦饱食大过，感而伤人，而又调治失宜，其死也无疑矣……余在大梁，凡所亲见，有表发者，有以巴豆推之者，有以承气汤下之者，俄而变结胸、发黄，又以陷胸汤、丸及茵陈汤下之，无不死者。盖初非伤寒，以调治差误，变而似真伤寒之证，皆药之罪也……"对这一时期社会及医疗状况进行了生动描述，当时因为敌军围困、战火纷扰导致百姓流离失所，多数人情志忧惧、饥饱无常、劳倦过度而致脾胃内伤引发病变，但当时医家或以发散温燥的药物散邪、或以寒凉通利的药物泻下，均不见效而贻误病情。特此，李东垣不得不另辟蹊径革新医学理论。总之，当旧有医学中的理念、方法、技术等不能适应疾病谱改变时，现实需求会逼着医学文化发生改变，李东垣顺应形势主动革新医学认知，并衍生出能够应对疾病形式的新的理法方药。也可以说疾病谱的改变对原有医学文化提出的挑战是李东垣学术观点产生的主要动因。

（二）儒学素养促使其引申经典以阐发理论

李东垣曾跟随王从之学习《论语》《孟子》，随冯叔献学习《春秋》，接受过传统的儒学教育[138]。据《金史》所载，冯叔献及王从之均是当朝翰林[125]2430，而金朝科举以汉唐经学为官学，据此可知李东垣接受了以研习经典为重要治学方式的旧儒学。再加上其医学师承张元素，而张元素本身是曾应试经义进士的科举士子，且从张元素著作《医学启源》中对于经典的大段引用可见其治学具有研习经典的旧儒学风。受此影响，可以看出李东垣的治学方式亦擅于引用经典来支撑个人的医学观点，在《内外伤辨惑论》《脾胃论》等多部著作中均可见其采撷《黄帝内经》诸篇有关脾胃的内容，而后在此基础上结合实践阐发个人观点。得益于李东垣较高的儒学素养，其治学方式使个人理论的阐发不仅学有渊源、理据充分，且因为与实践的结合让其知识内容显得更为系统化、完整化。

（三）理学概念融入医学思想

尽管金朝初中期理学在李东垣所生活的北方发展缓慢，但因为社会动荡，金朝末期随着理学北传而广泛影响了诸多学者。从李东垣的医学思想中我们也可以看到许多理学思想的印迹。

如果说"王道医学思想"滥觞于易水学派宗师张元素崇尚而贯彻的"正气存内，邪不可干"思想，那么被元代儒学家许衡赞为"医中之王"的李东垣可谓把"王道医学"带到了另一个高峰[139]。藏象理论发展至张元素，立足该理论进行藏府辨证的历代医家（包括张元素在内）在阐发立论的过程中均是五藏六府并列详述，即使有所偏重也不会在篇幅措辞上显得格外突出。但李东垣异于前辈凡病紧扣脾胃为核心展开施治，固然这其中有当时疾病谱以脾胃内伤病流行为主的影响，但不可否认理学思想对于李东垣的影响也不容忽视。首先他在理论阐发过程中引入诸多理学概念，如"元气""气化升降"等，而历代医学理论中亦不乏对"元气""气化升降"的阐述，但如李东垣如此重视并提升到理论核心高度的并不多见。且李东垣在重视气机的基础上成功地把脾胃水谷之气与"元气"整合，从认识观上实现了把脾胃气机健运作为各藏府病变因机主导的突破，打破了以往医家宽宏包容的医学框架转而精专一点进行探究。无疑，这种善于抓住主要矛盾解决问题的方式方法是理学"格物穷理"追求的重要体现。同时，以脾胃之气统撷各气，以脾胃功能作为枢纽核心的思想带有明显的理学家张载所倡导"气一元论"的思想片段。由此，李东垣把藏象理论的研究推向了新的高度，亦为后世医家在藏象理论领域的研究开辟了新的道路。

三、小结

综上所述，李东垣的藏象观一改往代医家庞大的五藏六府框架而立足脾胃阐发内伤病变，由此形成了独特的藏象观。这一独特的藏象观不仅是李东垣顺应当时疾病谱改变的需求而主动做出的革新举措，同时也因为其严谨的儒学治学方法及对于理学思想的吸收，最终使该举措得以成为系统理论而取效于临床实践。至今，他的理法制方在临床上仍有重要的借鉴意义。

第五节 朱丹溪的藏象观及其文化背景

元代医家朱丹溪作为一位理学学习者、传承者及研究者，是真正意义上"援儒入医"的医学、理学兼修者。如果说金元时期朱丹溪之前的医家只是或多或少地借鉴了儒学概念或受到理学影响，那么朱丹溪则在医学与理学相互印证、糅合引申的研习道路上为后世学者做出了范式。

朱丹溪是河间学派创始人刘完素的第三代传人，《明史》有载曰："又学医于宋内侍钱塘罗知悌。知悌得之荆山浮屠，浮屠则河间刘守真门人也。[140]"在治学上，他以《黄帝内经》《伤寒论》等经典为基础并广泛采撷前辈的医家学说，如《丹溪翁传》语曰："罗遇翁亦甚懼，即授以刘、李、

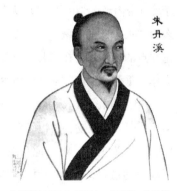

朱丹溪（1281—1358），名震亨，字彦修，元代著名医学家，婺州义乌（今浙江义乌市）赤岸人，因其故居有条美丽的小溪，名丹溪，学者遂尊之为丹溪翁或丹溪先生。朱丹溪医术高明，临证治疗效如桴鼓，多有服药即愈不必复诊之例，故时人又誉之为朱一贴、朱半仙。倡导阳常有余，阴常不足说，创阴虚相火病机学说，善用滋阴降火的方药，为滋阴派（又称丹溪学派）的创始人，与刘完素、张从正、李东垣并列为金元四大家，在中国医学史上占有重要地位。

115

张诸书，为之敷扬三家之旨，而一断於经。[141]121"基于此，朱丹溪具备了相较于前人更为完备的医学知识体系。且其本身作为理学传人，将自身扎实的理学功底融入医学以阐发医理，成为"援儒入医"的代表人物。这些要素共同促使朱丹溪的医学理论既不完全同于河间学派侧重火热病机的理论探讨，也不同于易水学派紧扣内伤病机的医理阐发，而是具有更为成熟而独特的生理、病理认识，也从而形成了其独具一格的藏象观。

一、朱丹溪的藏象观

（一）阐发相火论而突出肝肾地位

"相火论"的阐发是朱丹溪学说中的重要内容。这一立论是丹溪基于《黄帝内经》"少火""壮火"理论，结合河间"六气皆能化火"学说，东垣"火为元气之贼"学说而展开阐发的[9]329-334。在我们看来，这一理论观点的特殊之处在于其不仅阐明了相火为病的病因病机，同时也把相火作为重要的生理基础进行描述，并无形之中突出了肝肾的生理地位。

相火首先是具有重要的生理意义的。如《格致余论·相火论》有语曰："天主生物，故恒于动，人有此生，亦恒于动，其所以恒于动，皆相火之为也。"将天地自然乃至人体生命的不断生长变化总结为永恒动态的过程，而这一恒动现象的发生源自相火，一语指明了相火对于生命活动的重要意义。其后《格致余论·相火论》又语："天非此火，不能生物，人非此火，不能有生。"再一次强调了相火对于生机变化的重要性。

那么，对自然变化及人体生命如此重要的相火是什么？朱丹溪在《相火论》中给出了定义："惟火有二：曰君火，人火也；曰相火，天火也。火内阴而外阳，主乎动者也，故凡动皆属火……以位而言，生于虚无，守位禀命，因其动而可见，故谓之相。"指出相火是一种先天生理机能，其具有推动自然生命发展变化的功能。朱丹溪称之为相火，不单指相火处于"禀命守位"的臣使地位，同时指出因其运动表现是可视的而谓之"相"，如《说文解字》解"相"为"省视也，《易》曰：地可观者，莫可观於木"，意即察看，其内涵是"地上最为易于远眺观察的位置莫过于树上"[142]，指明了相火因为其推动生命变化而成为可以见到、易于观察的动力源泉。

具体到生理部位，朱丹溪进一步把相火具体化，"具于人者，寄于肝肾二部，肝属木而肾属水也。胆者，肝之腑；膀胱者，肾之腑；心胞络者，肾之配；三焦以焦言，而下焦司肝肾之分，皆阴而下者也……肝肾之阴，悉具相火，人而同乎天也"。明确了人体中相火存在于肝肾两个部位，且肝肾精血是相火的物质基础，而延伸开来，因为肝与胆相表里，肾与膀胱相表里，肾与心包络经络相关，肝肾又位于三焦之下焦，故多个藏府因为与肝肾的关系而均藏有相火且体现相火功能。由此，相火的概念具象到了人体藏府组织中，并在突出相火功能重要性的同时突出了肝肾在整个藏府组织结构中的重要地位，强调了人体藏府、经络、气血的正常运转离不开相火，也就是离不开肝肾功能。

朱丹溪关于相火生理意义、内涵外延的论述为阐发人体病因病机打下了基础，基于上述认识，朱丹溪进一步把"相火妄动"作为人体患病的第一动因进行阐发。如《相火论》接下来有语曰"或曰：相火，天人之所同，何东垣以为元气之贼？又曰：火与元气不两立，一胜则一负。然则，如之何而可以使之无胜负也？曰：周子曰，神发知矣，五性感物而万事出，有知之后，五者之性为物所感，不能不动。谓之动者，即《内经》五火也。相火易起，五性厥阳之火相扇，则妄动矣。火起于妄，变化莫测，无时不有，煎熬真阴，阴虚则病，阴绝则死"。指出相火本是一种正常的生理现象，但相火容易"妄动"，相火妄动则成为病邪贼火、元气之贼，形成变化多端的病变进而危及生命。至于相火妄动的病因，朱丹溪分别在《格致余论》的《饮食色欲箴》《房中补益论》等篇中总结为情志过极、色欲无度、饮食厚味等方面。对于相火妄动而导致病变的治疗预防，朱丹溪也在《相火论》中提出了干预纲领曰："人心听命乎道心，而又能主之以静。彼五火之动皆中节，相火唯有裨补造化，以为生生不息之运用耳，何贼之有？"指出通过修身养性使人体组织官窍均能依循节律协调运动，则相火便能源源不断地提供生理动力而维系正常的生命活动。

综上可知，朱丹溪通过阐发相火在人体生命中不可替代的动力作用而在藏府组织结构中突出了肝肾的地位，成为其藏象观最为突出的特点，围绕此观点朱丹溪进一步阐发人体生理状态及治则。

（二）把"阳有余阴不足"作为生理常态和病理动因

朱丹溪发挥《黄帝内经·素问·太阴阳明论》中"阳者，天气也，主外；阴者，地气也，主内，故阳道实，阴道虚"的论点，以天人相应理论分析自然状况，如《格致余论·阳有余阴不足论》语曰："天地为万物父母，天大也为阳，而运于地之外；地居于天之中为阴，天之大气举之。日实也，亦属阳，而运于月之外；月缺也，属阴，察日之光以为明者也。"再结合人体生理状况而得出人体生理"阴气难成易亏"的情况，认为因人之视、听、言、动等生命活动均需阴气供给，如《格致余论·阳有余阴不足论》曰"以阴气之成，比供给三十年之视听言动"，指出代表生命活动的"阳"通过耗用物质基础"阴气"来维持各项生理活动以保障生命。基于这一认识，朱丹溪把"阳有余阴不足"作为人体的生理常态和病理动因，并基于此而认识到人体早衰的原因，如《格致余论·养老论》语曰"人生至六十、七十以后，精血俱耗，平居无事，已有热证……六七十后，阴不足以配阳……"，从而把滋阴降火法作为了重要的治疗方法，同时把"养阴抑阳"作为贯穿整个生长壮老已过程的养生原则 [115]101。

由上述可知，朱丹溪把"养阴"作为防病摄生的重要手段，除了在《格致余论》的《饮食色欲箴》《养老论》《慈幼论》《房中补益论》中提出如淡节食、节制房事、避免幼童穿衣过暖及个人修身养性等方法以外，值得注意的是朱丹溪在不少篇章中多次提到了立足"脾胃"进行"养阴"的方式方法，如《养老论》有云"余晓之曰：奚止乌附丹剂不可妄用，至于好酒腻肉，湿面油汁，烧炙煨炒，辛辣甜滑，皆在所忌……补肾不如补脾，脾得温则易化而食味进，下虽暂虚，亦可少回……夫老人内虚脾弱，阴亏性急。内虚胃热则易饥而思食，脾弱难化则食已而再饱……时进参、术等补胃、补血之药，随天令加减，遂得大腑不燥，面色莹洁，虽觉瘦弱，终是无病"；《茹淡论》有云"彼粳米甘而淡者，土之德也，物之属阴而最补者也。惟可与菜同进，经以菜为充者，恐于饥时顿食，或虑过多，因致胃损，故以菜助其充足，取其疏通而易化，此天地生物之仁也"；《吃逆论》"人之阴气，依胃为养。胃土伤损，则木气侮之矣，此土败木贼也。阴为火所乘，不得内守，木挟相火乘之，故直冲清道而上。言胃弱者，阴弱也，虚之甚也"，均道明了丹溪重视以滋阴之品调补脾胃之气的"养阴"之法，诚如《推求师意》中概括丹溪的养阴思想为"先生治伤阴者，重在脾肾，以精血为要[143]"可见一斑。

（三）阐发阴升阳降论凸显脾胃功能

在医学研究及理论著述的过程中，朱丹溪还阐明了藏府"阴升阳降"的问题，并以此凸显出脾胃功能的重要性。如《格致余论·鼓胀论》云："心肺，阳也，居上；肝肾，阴也，居下；脾居中，亦阴也，属土……是脾具坤静之德，而有乾健之运。故能使心肺之阳降，肾肝之阴升，而成天地交之泰，是为无病之人。"解释五藏中心肺与肝肾正常的气机交互和功能配合正如天地之间气机循环交流而使生命自然安康。而基于《黄帝内经·经脉别论》"饮食入胃，游溢精气，上输于脾，脾气散精，上归于肺，通调水道，下输膀胱，水精四布，五经并行"的有关论述，朱丹溪认为人体阴阳升降的关键就在于脾胃。随后他又做了进一步阐发，认为脾居于人体中焦，是气机升降枢纽，所以不仅有"坤静之德"且具有"乾健之运"，而这分别是描述脾的"体、用"不同，"坤静之体"即脾之体"脾阴"，"乾健之用"即脾之用"脾阳"，脾体用健运才能周旋升降从而使整个藏府阴阳升降活动顺利进行。由此观之，朱丹溪亦是吸收了李东垣的脾胃论思想并结合实践进行了阐发。

在《格致余论》的其他篇章中还能够看到朱丹溪十分重视对于脾胃之气的顾护，如《大病不守禁忌论》有言"夫胃气者，清纯冲和之气，人之所赖以为生者也"；同时《病邪虽实胃气伤者勿使攻击论》云"夫胃气者，清纯冲和之气也。惟与谷、肉、菜、果相宜"，还基于《黄帝内经·阴阳应象大论》所提出的"精不足者，补之以味"，而在《茹淡论》中云"天之所赋者，若谷、菽、菜、果，自然冲和之味，有食人补阴之功，此《内经》所谓味也"不仅指出胃气对于生命的重要性，还提出了个人认为保养胃青春冲和之气的食养观点；诚如《局方发挥》言："不思胃为水谷之海，多血多气，清和则能受，脾为消化之气，清和则能运。"可见丹溪重视饮食自然冲和之品以保护脾胃健运，最终目的在于使一身阴阳气机升降正常而身体康健。

综上所述，我们可以看到朱丹溪在阐发医理的过程中，重视相火论、阳有余阴不足论、阴升阳降论的探讨，在这一探讨过程中他不仅突出了肝肾在整个藏府功能活动中动力源泉的地位，同时在滋阴过程中注重对脾胃的补养，并凸显了脾胃功能在藏府阴阳气机升降过程的重要作用。可以说上述这些方面是朱丹溪藏象观的主要特点，较于上述理论中突出论述的肝肾及脾胃，朱丹溪对于其他藏府及杂病等也多有阐发，但肝肾及脾胃在朱丹溪的与藏象理论相关的医学思想中占有主导地位和较大篇幅[133]296。

二、解析朱丹溪的藏象观的文化背景

中医理论在金元时期开始了明显的发展转型，这种转型的出现源于多种因素[144]。以金元之前的宋代理学，即新儒学等新思想的出现为契机，同时因为金元时期社会动荡和朝代更迭所致疾病谱的发展变化，旧时的医学理论已不能够满足临床实践的需求，局方与成药大行其道而遗患丛生，迫使包括藏象理论在内的中医学术不得不更新。在此背景下，诞生了一批如刘完素、张子和、张元素、李东垣这样的医学革命者，而朱丹溪正是其中的集大成者。如果说朱丹溪以前的医家或多或少已开始将儒家思想及理学代入到医学理论的研讨中，那么朱丹溪作为理学传人，无疑将"援儒入医"的行为推向了高峰。

（一）格物致知的理学风范

自宋代理学开创新的学风伊始，宋金元历代医家学者莫不受此影响以格物穷理的方式方法展开治学。不管是河间学派刘完素等，或是易水学派张元素等均在不同领域对医学理论展开求索探源式的研讨，由此诸家均能着眼于医学领域相对集中点或面展开阐发。而朱丹溪作为正统的理学传人，在医理阐发过程中更是将理学家格物致知的治学方式展现到极致。

格物致知本源自儒学《礼记·大学》"致知在格物，物格而后知至"这句话。但在理学家不断研讨的过程中，这一概念激发了理学家对于事物根本道理的探究，如气本论创始人张载认为"万物皆有理"；还有程颐认为"一草一木皆有理，须是察"，还提出"凡眼前皆是物，物物皆有理，如火之所以热，水之所以寒。至于君臣父子间，皆是理"等；而朱熹主张"人人有一太极""物物有一太极"，在他看来"太极"便是根本道理，同时还提出"穷至事物之理，欲其极处无不到也"等。理学家所谓"理"既包含世事的伦理，也包括物体的物理，因为他们这一对于事物本原道理的探寻和重视，被后世称为"理学家"[145]。而为了探寻事物原理，许多理学家提出了"格物致知"的方式方法，如《河南程氏遗书》有载程颐云："若只格一物便通众理，虽颜子亦不敢如此道。须是今日格一件，明日又格一件，积习既多，然后脱然自有贯通处。[146]247"强调通过广泛接触事物才能够探求事物的根本规律。而朱熹在《大学章句》中补注"格物致知"云："所谓致知在格物者，言欲致吾之知，在即物而穷其理也。盖人心之灵，莫不有知，而天下之物，莫不有理。惟于理有未穷，故其知有不尽也。[147]"指明万事万物均有其道理，只有不断学习、不断积累知识才能够探寻真理。由此可知，格物致知的内涵意义主要在于两点：一是主张广泛学习、不断实践，二是主张探寻事物的本原道理、研究事物的根本规律。

在这种格物致知的思想影响下，金元以来的医家均在不断扬弃过往相对宽宏庞大的医学理论体系，转而精专一点探寻医学之理的所在。身为儒学大家的朱丹溪更是如此，其代表作《格致余论》便是取"格物致知"之"格致"二字为名，在《格致余论·序》有语曰："《素问》，载道之书也。词简而义深，去古渐远，衍文错简，仍或有之，故非吾儒不能读……震昌三十岁时，因母之患脾疼，众工束手，由是有志于医……然犹虑学之未明，至四十岁复取而读之。顾以质钝，遂朝夕钻研，缺其所可疑，通其所可通。又四年而得罗太无讳知悌者为之师，因见河间、戴人、东垣、海藏诸书，始悟湿热相火为病甚多。又知医之为书，非《素问》无以立论，非《本草》无以主方。有方无论无以识病，有论无方何以模仿？夫假说问答，仲景之书也，而详于外感；明著性味，东垣之书也，而详于内伤。医之为书，至是始备；医之为道，至是始明。"可见朱丹溪为探寻医理堪谓博亟医源、精勤不倦，也使其最终能精钻于"相火"等论挈领诸家之说。值得注意的是，金代因统治者将汉唐经学列为官学以统治思想，使张元素、李东垣等金代医家撰文著述过程中难免受经学崇典之风的影响而引录大段经典以支持个人观点。而到元代理学思想开放，显然朱丹溪的行文著述以个人论述作为主导参以小篇幅的经典及诸家学说展开讨论，这也是理学开放思想的重要体现。

总之，诚如《元史》并未将朱丹溪列于《方技列传》之中，而是将其载于《儒学·许谦》之后，曰："同郡朱震亨，字彦修，谦之高第弟子也。其清修苦节，绝类古笃行之士，所至人多化之。[148]"朱丹溪在儒学领域的地位可见一斑。也因此，朱丹溪探寻医理及著书立说的治学方式有着典型的理学风范[149]。

（二）太极阴阳动静学说始终贯穿理论

如前述，朱丹溪的医学学说以相火论、阳有余阴不足论、阴升阳降论为重要阐发内容，而对诸论的探讨显示了朱丹溪对肝肾及脾胃功能的重视。但显然，朱丹溪对于藏象的认识和阐发方式使藏像理论进一步得到了升华与凝练，概而观之，可以看到这一进步得益于理学造诣深厚的朱丹溪把理学太极阴阳动静学说贯穿于其医学理论的阐发中。

太极阴阳学说原本就是中国古代哲学思想里蕴含的概念，但到了北宋，理学的开拓者周敦颐深入地探讨赋予了该学说崭新而详细的内涵意义，如周敦颐《太极图说》中论曰："无极而太极，太极动而生阳，动极复静，静而生阴，静极复动。一动一静，互为其根；分阴分阳，两仪立焉，阳变阴合，而生水火木金土，五气顺布，四时行焉。五行一阴阳也，阴阳一太极也，太极本无极也。五行之生也，各宜其性。无极之真，二五之精，妙合而凝。乾道成男，坤道成女。二气交感，万物化生，万物化生而变化无穷焉。[150]"在这里周敦颐以太极为发端、以阴阳为枢纽，同时还以动静为事物发生发展状态而形成了独特的"太极阴阳动静"学说，从而构筑了其宇宙观。自此以后，包括张载、程颐、程颢与朱熹等理学家均对"太极、阴阳、动静"等概念及其之间的关系展开了阐发。显然，在理学传人朱丹溪的诸多著作中我们均可见其在医学领域里对于这些概念的运用[151]。

如《格致余论·相火论》有云："太极，动而生阳，静而生阴。阳动而变，阴静而合，而生水、火、木、金、土，各一其性。"直接就是对周敦颐《太极图说》的高度凝练，成为朱丹溪阐发相火论的思维原点。又如《格致余论·吃逆论》言："先儒谓物物具太极，学者其何不触类而长，引而伸之乎。"则表明了追寻事物太极之理成为朱丹溪探寻医理的根本思维模式。在阐发相火论的过程中，朱丹溪则吸收了阐述阴阳运动的"动静观"，如前述，朱丹溪论曰："火内阴而外阳，主乎动者也，故凡动皆属火……天非此火不能生物，人非此火不能有生。天之火虽出于木，而皆本乎地。故雷非伏，龙非蛰，海非附于地，则不能鸣，不能飞，不能波也。鸣也，飞也，波也，动而为火者也。"指出相火能够推动事物生机变化，这是阴阳运动的常态，也是维系健康的根本；但又因"动易静难"，相火极易发生病变，而一旦相火妄动而致病，则表现出如"龙之飞，海之波，雷之鸣"一样严重的危象；同时还说明相火之动，是建立在静的基础上，故以"伏""蛰""地"等描述来表达"阴阳互根"的意思[152]。再比如程颐曾云"无往不复，言天地之交际也。阳降于下，必复于上；阴升于上，必复于下……[146]284"；朱熹曾云"天以气而运乎外，故地惟在中间，岿然不动"以及"月体长圆无阙，但常受日光为明"等[153]，很明显，这些理学思想均成为支撑丹溪学说"阳有余阴不足论、阴升阳降论"的重要来源[154]。正如《丹溪翁传》所载"乃以三家之论，去其短而用其长，又复参之以太极之理，《易》《礼记》《通书》《正蒙》诸书之义，贯穿《内经》之言，以寻其指归。而谓《内经》之言火，盖与太极动而生阳、五性感动之说有合；其言阴道虚，则又与《礼记》之养阴意同。因作《相火》及《阳有馀阴不足》二论，以发挥之。[141]123"一语道出了丹溪学说的渊源。

三、小结

综上所述，朱丹溪在继承《黄帝内经》，旁采"刘、李、张之学"的基础上，秉承严谨的理学治学风范，以太极阴阳动静思想贯穿个人医学理论著述，从而形成了着重阐发相火论以突出肝肾地位，把阳有余阴不足作为生理常态和病理动因，以阐发阴升阳降论凸显脾胃功能为特点的藏象观。也可以说，藏象理论发展至朱丹溪，得以被其以高深的理学造诣实现了进一步的升华和凝练，标志着中医学藏象理论的研究正式进入一个新的阶段。

第五章 明代——中医文化的凝练与升华阶段

　　经由宋金元时期中国传统文化的涤荡与淬炼，明代的文化研究到达了新的高度，士人学者的文化素养也日益提高。于是，诞生了一批学养高深、道术兼修的医界先贤，这些学者的文化功底、理论认识更胜前人，中医文化的发展从此进入了凝练与升华阶段，有关藏象理论的认识与阐发也较以往更精专和集中。

第一节 薛己的藏象观及其文化背景

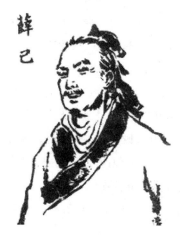

　　薛己中国明代医学家。父薛铠曾为太医院医士，约生活于1486~1558年。家为世医，薛己年幼时继承家学，从其父学医业，是一位临床大家。薛己自幼继承家训，精研医术，兼通内、外、妇、儿各科，名著一时。正德元年（1506）补为太医院医士，九年提为御医，十四年授南京太医院院判，嘉靖九年以奉政大夫南京太医院院使致仕归里。薛己治学极为刻苦，论著很多，著有《外科枢要》《内科摘要》《女科撮要》《疬疡机要》《正体类要》。

明代初期，金元四大家的学术思想对当时医学的影响颇深。尽管经由朱丹溪集大成地发挥综合了刘完素、张从正、李杲等诸家学说，使金元医学在学术上能够相对的兼容并蓄、趋向折中，并一时间促使河间学派的学说大行南北。但由于后世医家在学习运用时有失偏颇，致使当时医界又形成了滥用寒凉攻伐之药的新弊像，贻害甚广。由此，也揭开了明代医学"寒温之辩"的序幕，并在很大程度上促使了一个新的医学学派的诞生——温补学派[9]387-418。而薛己正是温补学派的代表和先驱，其在临床上对于脾肾、命门的重视及阐发实开温补学派之先河，对后世医家的影响颇深[115]128。

一、薛己的藏象观

（一）重视脾胃，传承李杲脾胃论思想而有所发挥

薛己藏象观中最显著的特点是格外重视并强调脾胃的生理地位，进而围绕脾胃展开了对于各类病证的论治。这一特点在其注解的《明医杂著》中多有体现，如《明医杂著·薛己注》开篇卷一《医论》有云："人以脾胃为本，纳五谷，化精液。其清者入荣，浊者入胃，阴阳得此，是谓之橐籥，故阳则发于四肢，阴别行于五藏。土旺于四时，善载于万物，人得土以养骸，身失土以枯四肢。[155]"正是开宗明义强调了脾胃的生理意义，其中"橐籥"一词的意思是古代冶炼时鼓风吹火的装置，由此可见，在薛己看来五行中脾胃属土，是承载滋养四肢百骸的根本藏府，是生命的原动力，是生理机能的发动机。还有如《明医杂著·卷六·附方》阐述补中益气汤的作用时再次强调脾胃功能曰："愚谓人之一身，以脾胃为主。脾胃气实，则肺得其所养，肺气既盛，水自生焉，水升则火降，水火既济而天地交泰，若脾胃一虚，则其他四藏俱无生气。[155]"这些认识是薛己对于李杲脾胃论思想的继承，如李杲《脾胃论》的《大肠小肠五藏皆属于胃，胃虚则俱病论》篇中有云："胃虚则五藏、六腑、

十二经、十五络、四肢，皆不得营运之气，而百病生焉，岂一端能尽之乎。"可见，薛己相对完整而深刻地传承了李杲的学术思想，但同时在此基础上又有个人的发挥和完善。如薛己进一步联系脾胃与气血的关系用以指导临床，在《明医杂著·薛己注》卷二论述痰饮病有云"血虚者，多因脾气衰弱不能生血也。皆当调补脾胃之气，别无食积之患，而血自生矣[155]"；还有其注解《妇人良方·调经门·月经序论第一》曰"血者，水谷之精气也，和调五藏，洒陈六腑。在男子则化为精，在妇人则上为乳汁，下为月水。故虽心主血，肝藏血，亦皆统摄于脾。补脾和胃，血自生矣。凡经行之际，禁用苦寒辛散之药，饮食亦然[156]1"；以及在《妇人良方·调经门·月水不调方论》中注曰"血生于脾，故云脾统血，凡血病当用苦甘之剂，以助阳气而生阴血[156]8"等均是薛己阐发脾胃与气血关系的精辟言论，也由此成为后世医家论述"脾胃统摄血液"学说的滥觞[157]。

基于上述薛己对于脾胃生理地位的阐发，其论治疾病因机也多责之于脾胃虚弱，如《明医杂著·薛己注·卷之二·痰饮》曰"大凡内因之症，原属脾胃虚弱，当审所致之由，而调养之，若稍重其剂，复伤胃气，虚症蜂起[155]"；还有《明医杂著·薛己注·卷之四·风症》曰"倒仓之后，胃气受伤，元气亏损，不能化生阴精，而虚火内作，以致前症也，当甘补之[155]"；随后又指出"若人脾胃充实，营气健旺，经隧流行，而邪自无所容[155]"；并最终在该篇后《拟治诸方》的结尾强调总结说"故《内经》千言万语，只在人有胃气则生，又曰四时皆以胃气为本"；还有《妇人良方·薛己注·卷一·调经门·精血篇论第二》有云"设或六淫外侵而见诸症，亦因其气内虚而外邪乘袭[156]4"等，这些认识不仅是对《内经》"邪之所凑，其气必虚"的发挥，亦是对李杲"内伤脾胃，百病由生"的继承和实践中个人体会的总结与凝练。

总体来说，薛己的藏象观不仅完成了一次对李杲脾胃论思想的传承和贯彻，同时也在个人实践运用体会的基础上有所发挥和升华，进一步完善了以脾胃为核心论治虚证的相关理论知识。

（二）阐发肾命，继承王冰、钱乙的学术思想而进一步完善学术理论

薛己的藏象观除了传承李杲重视脾胃以外，另一突出特点是其遥宗《难经》"肾命之说"、后承王冰"水火之法"及钱乙治肾诸方而重视对于肾命的阐发论述。

历代医家对于"命门"的位置及生理意义多有不同看法，而薛己对于命门的定位则忠于《难经·三十六难》的"肾两者，非皆肾也，其左者为肾，右者为命门"之说，在《明医杂著·薛己注·卷之三·或问东垣丹溪治病之法》有曰："若左尺脉虚弱而细数者，是左肾之真阴不足也，用六味丸；右尺脉迟轻，或沉细而数欲绝者，是命门之相火不足也，用八味丸。[155]"以左右尺脉部位分别对应肾阴及命门相火，表明了薛己对于肾命的定位。

至于论治与肾命相关的病证，薛己则继承了王冰的"水火之说"阐发理论，并在钱乙滋补肾水的六味地黄丸基础上化裁变方、辨证论治，如《明医杂著·薛己注·卷之一·补阴丸论》注曰："前症设若肾经阴精不足，阳无所化，虚火妄动，以致前症者（指阴虚火旺而致咳嗽咯血），宜用六味地黄丸补之，使阴旺则阳化；若肾经阳气燥热，阴无以生，虚火内动而致前症者，宜用八味地黄丸补之，使阳旺则阴生；若脾肺虚不能生肾，阴阳俱虚而致前症者，宜用补中益气汤、六味地黄丸培补元气以滋肾水；若阴阳络伤，血随气泛行而患诸血症者，宜用四君子加当归，纯补脾气以摄血归经。太仆先生云：大寒而盛，热之不热，是无火也；大热而盛，寒之不寒，是无水也。又云：倏忽往来，时发时止，是无水也；昼见夜伏，夜见昼止，不时而动，是无火也。当求其属而主之。无火者，宜益火之源，以消阴翳；无水者，宜壮水之主，以镇阳光，不可泥用沉寒之剂。[155]"可见薛己宗王冰的学说而倡导阴阳转化，对于命门火衰者以八味丸补益而消除虚寒，对于肾阴

亏衰者则以六味地黄丸滋补而抑制虚阳；同时，值得注意的是论治过程中薛己以"脾肾并治"的方式针对"阴阳俱虚"的病证，以补中益气汤、六味地黄丸共同培补元气而滋养肾阴，如《明医杂著·薛己注·卷之一·医论》就有法曰："余曰：此肝、肾二经亏损，虚火所致耳！当滋补二经为善。遂朝用补中益气汤，夕用六味地黄丸，诸症悉愈。[155]"诸如脾肾并治，令患者在一天不同时间服用两种补益剂的方法在其《明医杂著》及《内科摘要》等医著中多见，是薛己论治藏府虚证过程中特别突出而独具一格的用药特色。

（三）以阴阳五行思想为理论阐发依据

薛己的藏象观重视脾胃、肾命的生理地位和病理意义，而在具体阐发理论、表述思想的过程中，薛己则以阴阳五行思想贯穿始终。

如前述，源于王冰"阴阳水火"思想的影响，薛己往往以阴阳转化来阐发肾命的生理病理及论治，如《明医杂著·薛己注·卷之三·或问东垣丹溪治病之法》曰："故无火者，当用八味丸，益火之源以消阴翳；无水者，用六味丸，壮水之主以镇阳光……虽宜常补其阴以制其火，然而二尺各有阴阳，水火互相生化，当于二藏中各分阴阳虚实，求其所属平之。若左尺脉虚弱而细数者，是左肾之真阴不足也，用六味丸；右尺脉迟软，或沉细而数欲绝者，是命门之相火不足也，用八味丸；至于两尺微弱，是阴阳俱虚，用十补丸。此皆滋其化源也。[155]"明显可见薛己谙熟阴阳互化思想，将之熟练运用于医理的阐发，对后世张介宾等医家的启发颇深。此外，在论述脾胃气血时也常以阴阳转化论理，如前述论治痰饮病时其说"血虚者，多因脾气衰弱不能生血也。皆当调补脾胃之气"及论治妇女月经病时说"凡血病当用苦甘之剂，以助阳气而生阴血"等，均是在阴阳转化思想指导下产生的治则治法。而在描述藏府虚实时，薛己也多以阴阳作为指代，如前述突出脾胃生理地位的"阴阳得此，是谓之橐籥"等论述，其中阴阳指代藏府，表明脾胃对于藏府而言的犹如"橐籥"，还有以阴阳描述脾肾俱虚等。

在具体论治的过程中，薛己则常以五行生克思想阐述观点，比较有代表性的是薛己注《小儿药证直诀·五藏相胜证治》单纯以五行生克之理阐发病治因机，其中对于"肝藏病"注曰"按洁古张先生云：肝胜肺则身热发搐，喘促气短，病见于申酉戌时。此受所制而不能胜，谓之真强。若心乘肝为实邪，壮热而搐有力……肺乘肝为贼邪，呵欠而搐无力……肝乘脾为贼邪，多睡体重发搐……肾乘肝为虚邪，憎寒呵欠而搐……大凡肝之得病，必先察其肺肾。然肾者肝之母，金者木之贼，非肾水不能相生，必肺金鬼邪来克。故其源在肺，先治其肺，攻其鬼也；某源在肾，先补其肾，滋其本也。然后察其本藏之虚实而寒温之[158]"。在该篇末尾还注曰："窃谓五藏之证相乘，伏匿隐显莫测，然病机不离五行生克制化之理。"五行生克思想在薛己著述中多有体现，就不再赘述。

凡此种种，可见薛己构筑学术理论的过程中熟稔自然地运用了阴阳五行之理，成为其藏象观的特色之一。

综上所述，薛己的藏象观具有重视脾胃、肾命，以阴阳五行思想作为主要说理工具的特点。由此，后人总结其学术思想为"脾肾并重，治病求本"，形成了"务滋化源，温补脾肾"的治病特色[159]。

二、解析薛己的藏象观的文化背景

薛己藏象观的形成不仅是其作为临床大家在反复实践中的体会与总结，也与当时的医学状况及社会时代的文化背景息息相关。正是在多种客观因素的影响下促使其有选择性地传承了一些医家的学术思想，同时也对一些医界陋俗做出了批判，最终形成了个人别具一格的学术思想。总体来说，其藏象观的产生大致与以下两个方面有关。

（一）旧有医学思想带来的医界弊象

自金元以降，刘河间"火热论"、张从正"攻邪论"等具有寒凉倾向的论治思想开始流行，后经朱丹溪集大成地糅合诸家使得金元医家学术思想一时间广为流传、蔚然成风。以金元四大家为代表的医学思想在一定程度上一扫金元以前时医滥用温热辛燥之药的积弊，但随着年移代革，明初期时医又囿于丹溪等学说而不知创新变通，临证往往忽视辨证论治、详察形候便拘泥于"诸病皆火""阴虚火旺"等学说而滥用寒凉攻伐之药，造成了医界滥用苦寒药剂的弊象。总体来说，金元医学思想在革除旧弊之后，由于后学多有不善者而导致中医药学发展从一个极端走向另一个极端。这是历代医学发展到一定阶段必然出现的一种现象，是主流医学思想大肆流行带来的必然结果，也是一种特殊的医学文化背景。在这一文化背景的影响下，明代诸多具有批判精神的医家先贤开始了革新与创造。也因此，揭开了明代医学的"寒温之辩"。

薛己正是在这一医学文化背景的影响下，针对医界弊象而努力阐发新说，同时对一些旧有的用药方式也展开批判，如其作《内科摘要·饮食劳倦亏损元气症》有云："世以脾虚误认肾虚，辄用黄柏、知母之类，反伤胃中生气，害人多矣。[160]"正是对时下崇尚滋阴降火而伤脾胃元气的批判。据此，亦可窥测当时医家滋阴降火成风，而导致时人多脾胃元气受伤患病。由此，源于旧有医学思想导致的医界弊象，促使薛己崇尚李杲、钱乙、王冰等补中培元的学术思想而重视脾胃、肾命并展开立论。

（二）殚精方书以传承为宗而著述朴素纯粹

历代不少医家，尤其是文化底蕴深厚的如孙思邈、朱丹溪等，在其著述中常可见到明显的时代文化痕迹，如孙思邈曾尝试杂糅佛学理论与五行思想，朱丹溪阐发"君火、相火"而显现的理学思想等。但在明代程朱理学盛行之际，薛己的著述中却较少能看到明显的社会文化痕迹，反而较多地传承发挥前贤论述。诚如《苏州府志》记载："薛己……过目辄成诵，尤殚精方书，于医术无所不通，正德时，选为御医，擢南京院判，嘉靖间进院使。所著有《家居医录》十六种，医家多遵守之。[161]"作为生长于世医家庭，业于宫廷御医的临床大家，薛己殚精方书而以传承为宗，其论述多承袭王冰、钱乙、李杲等人的学说，因而在撰述医案、阐发医理时也常以王冰"阴阳水火互化"之说和钱乙偏擅的"五行生克制化"之说为工具。因此，阴阳五行学说是薛己重要的说理工具。但不可否认的是，薛己受李杲的学术思想影响较深，而自金元起，历代医家包括李杲在内受理学格物思想影响均开始精究某一藏府或某一病机为论病本源展开阐发，因此薛己在传承前人观点的同时亦深究根本而把脾胃、肾命作为学术思想核心。总之，作为殚精方书的临床家，薛己立足脾胃、肾命而采撷前人思想构筑个人学术体系，也因此，薛己医学著述风格显得更为朴素纯粹。

三、小结

综上，薛己一生著述甚宏，是理验俱丰的临床大家，《四库全书总目提要》评价其曰："己治病务求本原，用八味丸、六味丸直补真阳真阴以滋化源，实自己发之。其治病多用古方，而出入加减具有至理，多在一两味间见神明变化之妙。"彰明了薛己是治病求本的医学践行者。在我们看来，针对医界滥用寒凉的弊象，薛己以治病求本为原则，采撷历代医家藏府辨证思想而宗以阴阳五行学说为指导，以脾胃、肾命为理论核心来构筑个人的藏象观。其藏象观的产生具有承前启后的重要意义，实开温补学派之先河。

第二节 孙一奎的藏象观及其文化背景

如果说金元时期的朱丹溪作为"援儒入医"的集大成者开创了以理学这一新的儒学学说阐发医理的方式方法，那么孙一奎可谓是这一方式方法的践行者和进一步发挥者。他首倡"医易同源"，在阐发其藏象观的过程中大量的引用太极、理、气等学说而实现了其对于命门、

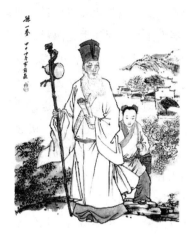

孙一奎（1522 — 1619），字文垣，号东宿，别号生生子，安徽休宁县人。孙一奎是明初名医汪机的再传弟子，明代温补学派重要人物，命门动气学说的倡导者，在中医的理论与临床两方面都做出了重要的贡献。孙一奎的主要著作有《赤水玄珠》30 卷，《医旨绪余》2 卷，《孙文垣医案》5 卷，后来合称为《赤水玄珠全集》。

三焦等藏象的创新认识，对后世影响颇深 [162]。他在医学理论上的发明创新不仅与当时医学发展的文化境况息息相关，同时也具有鲜明的时代文化烙印。

一、孙一奎的藏象观

（一）阐释命门，以命门动气作为生命核心

历代医家对于命门有不同阐发，如薛己、李梴等医家尊《难经》"左肾右命门"之说认为右肾即为命门；有虞抟、李时珍等倡导"肾间命门"说，认为命门寄寓于两肾内或两肾之间，其中李时珍还指出命门为有形之体；还有"命门君火""命门相火"等学说 [9]444-448。孙一奎对于命门大略与"肾间命门"说相类似，但其结合理学思想重新阐发，其对于命门的阐释新意十足。同时，在孙一奎看来，命门不仅是一身阳气之根本，更是作为生命的起源与核心而存在。

孙一奎所著《医旨绪余·命门图说》便全面体现了他对命门部位、

性质及意义的看法。如在该篇首段有云："盖人以气化而成形者，即阴阳而言之。夫二五之精，妙合而凝，男女未判，而先生此两肾，如豆子果实，出土时两瓣分开，而中间所生之根蒂，内合一点真气，以为生生不息之机，命曰动气，又曰原气，禀于有生之初，从无而有，此原气者，即太极之本体也。名动气者，盖动则生，亦阳之动也，此太极之用所以行也。两肾，静物也，静则化，亦阴之静也，此太极之体所以立也。动静无间，阳变阴合，而生水火木金土也，其斯命门之谓欤。[163]"说的是阴阳气化而形成了包括人在内的天地万物，"二五"之精是以"二"指代阴阳、"五"指代五行，表明阴阳五行精气凝结形成生命；而肾藏是人在性别尚未确立以前最先产生的藏府，就像大豆果实发芽时首先分开的两瓣一样，其间蕴含着促使生命生长变化的"真气"，可称之为称为"动气"或"原气"，孙一奎把这一这生命动力看作人体生命的"太极本体"，之所以命名为"动气"，说明生命起源于气的运动变化，也表明气中具有代表积极、运动的"阳"之属性，而"动气"也正是"太极本体"作用的体现；两肾作为"静物"，即实体的存在，是气中具有凝固、静止的"阴"之属性的体现，则是"太极本体"存在立足之处；"动静无间，阳变阴合"指的便是"动气"的运动变化和"肾藏"实体紧密联系、互生互化，"生水火木金土"则用来指代产生五藏六腑的生理系统，这些正是"命门"之功能的体现。由此，孙一奎阐发了个人对于"命门"功能作用及其与肾藏关系的认识。总而言之，孙一奎认为命门是生命起源，是生命从无到有的原动力，其促发了以肾藏为开端的生理系统生长变化而又寄寓于肾藏之中，这是他对于命门生理意义的认识。

随后，孙一奎又进一步为命门定位及定性。如《医旨绪余·命门图说》有曰"或曰：如子所云，则命门属水欤。予曰：右肾，属水也。命门乃两肾中间之动气，非水非火，乃造化之枢纽，阴阳之根蒂，即先天之太极。五行由此而生，脏腑以继而成。若谓属水属火，属脏属腑，乃是有形质之物，则外当有经络动脉，而形于诊，《灵》、《素》亦必著之于经也。或曰：然则越人不以原气言命门，而曰右肾为命门何也？予曰：此越人妙处，乃不言之言也，言右肾则原气在其中矣。盖人身之所贵者，莫非气血，以左血右气也。观《黄帝阴符经》曰：人肾属于水，先生左肾，象北方大渊之源；次生右肾，内有真精，主五行之正气。越人故曰原气之所系，信有核软[163]"。其大意是：命门作为生命起源的原动力，是无形的，也不具有单纯的五行"水、火"属性，因为如果其具有某一属性，则必然与其他藏府一样应有实体形态，也从而具有经络配属，但事实上并未有经络相配，从而推翻了其有形存在或"右肾即命门"的论断；同时还辩解《难经》"左肾右命门"之说是因为古人据"左血右气"之说而以右肾来指代命门或原气，并非说右肾就是命门。实际上在孙一奎看来，"命门"的位置在两肾之间，将其定性为"阳气"，但并不能定性为"火"，如《医旨绪余·右肾水火辩》所言："坎中之阳，即两肾中间动气，五脏六腑之本，十二经脉之根，谓之阳则可，谓之火则不可，故谓坎中之阳亦非火也。二阴，即二肾也，肾既皆阴，则作一水一火并看者，亦非也。[163]"正是他以"坎卦"来比喻"命门动气"，指出命门就像存在于两肾水之间的阳气，与肾藏有着密不可分、互生互化的关系，故而并不能定性为"火"。在《医旨绪余·命门图说》中，孙氏还模拟坎卦的卦象图做了命门图，直观形象地表达了他的"命门动气"观（如图5-1、5-2）。综上，位于两肾之间，而具有阳气属性，但不能定性为火，是孙一奎对于命门性质、位置的认识。

此外，基于上述对于命门生理意义、位置、性质的认识，孙一奎除了认为命门是人体生理系

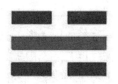

图5-1 坎卦图

图5-2 孙一奎命门图

注：两侧喻为肾藏，中间即命门动气，喻为身，太极之本体。

统产生及生理机能运转的原动力和枢纽以外，还认为命门与呼吸功能息息相关，如《医旨绪余·原呼吸》有曰："生生子曰：呼吸者，即先天太极之动静，人一身之原气也（即肾间动气）。有生之初，就有此气，默运于中，流动不息，然后脏腑得所司而行焉。[163]"还有《赤水玄珠·身无痘辩》曰："赖此动气以为生生不息之根。有是动则生，无是动则呼吸绝而物化矣。[164]"可见，孙一奎把命门与呼吸功能相联系，进一步确立了命门在生命系统中的核心地位。

（二）阐释三焦，以三焦相火作为生理机能正常运转的枢纽

对于三焦的认识，孙一奎忠于《难经》的认识，即《难经·三十八难》有云："然所以腑有六者，谓三焦也。有原气之别焉，主持诸气，有名而无形，其（经）属手少阳。此外腑也，故言腑有六焉。[165]"认为三焦是位于膈膜之内、藏府之间的无形外腑。如在《医旨绪余·〈难经正义〉三焦评》中推崇袁坤厚的学说曰："有以呼上焦为三焦者，如云三焦为气之父，指上焦之气海而言也（是上焦亦可以三焦称也）；有以呼中焦为三焦者，如云三焦咳状，咳而腹满，不欲饮食，此皆聚于胃，关于肺者是也（是中焦亦可以三焦称也）；有以下焦呼为三焦者，如云决渎之官，中渎之府者是也（是下焦亦可以三焦称也）。此三焦者，外有经而内无形，故曰外府，明非五藏五府之有合应也，又曰孤府。袁淳甫《难经本旨》曰：所谓三焦者，于膈膜脂膏之内，五藏五府之隙，水谷流化之关。其气融会于其间，熏蒸膈膜，发达皮肤分肉，运行四旁，曰上中下各随部分所属而名之，实元气之别使也。是故虽无其形，倚内外之形而得名；虽无其实，合内外之实而为位者也。[163]"表明三焦实际上是人体"上、中、下"三个部位的合称，它依附于各个部位的藏府而发挥功能，因为其外有经络相应，但并无实体器质，故而称之为"外府"，又因与实际可见的五个藏府没有对应关系而又被称为"孤府"；同时，三焦作为气血流通的渠道，故其具有"元气之别使"的重要生理作用，故而尽管三焦并没有具体的形质，但因其生理功能不容忽视而成为生理系统中实际的存在。总而言之,"外有经而内无形"是孙一奎对于三焦形质的认识,同时认同三焦有"元气之别使"的生理功能。

除了赞同"三焦为元气之别使"这一三焦生理功能的认识以外,孙一奎还将三焦及其对应的包络与相火联系起来,完善了其对于三焦生理功能的认识。如《医旨绪余·〈难经正义〉三焦评》有语曰:"手厥阴心主之脉,出属心包络,下膈历络三焦,因其脉上下交络故也。又俱属手经,均为相火,以类相从,虽为表里,终非五藏五府比也。此何以故?余曰:为是非也。盖藏有声色臭味,府有出纳受盛,二经无声色臭味、出纳受盛,虽是表里,实非藏府比也。《素问》运气篇曰:心包非藏也,三焦非府也。余故曰:以类相从也。[163]"认为包络与三焦互为表里的意义并不同于其他五个藏府的表里配属,而是因为其经络相互联系,且同为手经,均为相火,性质相同、位置相关而成为表里配属的藏府。关于三焦、包络为相火的观点,在《医旨绪余·问十二支土多十二经火多之义》语曰:"盖荣卫出于三焦,而所以营于中,卫于外,大气搏于胸中以行呼吸,使藏府各司其职,而四肢百骸奠安者,孰非相火斡旋之功哉?[163]"还有《医旨绪余·相火篇》语曰:"人有十二经,十二经中心为君火,包络、三焦为相火,是君相皆可以人火称也……以人身言,则心为君火,包络三焦为相火,亦亘古不易之定论。君火、相火,皆有定体,以裨助生生不息之功,不可一日而无。故曰:天非此火,不能生物,人非此火,不能有生。[163]"等,表明孙一奎认为三焦、包络行使着相火的功能,同时还否定了相火为"龙雷之火"或"命门为相火"等认识,认为三焦相火有"斡旋之功""裨助生生不息之功"。由此可知,孙一奎认为三焦是人体生理机能正常运转的助力和枢纽。

综上所述,对于命门动气及三焦相火的创新认识形成了孙一奎藏象观点的突出特点。总体来说,在孙一奎看来,命门位于两肾之间,是造化生机的原动力和根本所在，而三焦是外有经而内无形的"外府""孤府"，但三焦与包络行使相火功能而成为生命运转的枢纽和助力。

二、解析孙一奎的藏象观的文化背景

自北宋周敦颐以《太极图说》为理学开源，经由朱熹、程颐、程颢等理学家不断发挥创新，至明代程朱理学大盛，理学思想中的诸多概念、观点已经被当时不同学科的诸多学者借鉴阐发[166]193-197。中医学深受这一主流文化思想的影响，而孙一奎的医学思想与理学思想的结合更为紧密，"医易同源"之说正是以其为滥觞。同时他身处的时代也正是医学发展"补偏救弊"的特殊时期。种种条件促使孙一奎在阐发医理的过程中做出了个人的文化选择而形成了独特的藏象观。

（一）以理学为基础，采撷诸家哲学观点作为理论本源

周敦颐的《太极图说》被视为理学开源立论的经典，开创了儒学杂糅佛、道之说而以"格物穷理"的方式研究事物的治学风格。也由此至明代，历代理学研究者致力于以"虚与气、理与气、道与器、性与命、心与性、太极、阴阳、体用"等一系列术语来探讨研究宇宙、世界、人生、心性等哲学问题，形成了庞大而又新意十足的哲学理论体系[167]。孙一奎正是以理学为基础而采撷诸家哲学观点作为其医学理论的立论根本。

《医旨绪余》前四篇文章并非医论，而是《太极图抄引》《太极图说》《不知〈易〉者不足以言太医论》以及《问三才所同者于人身何以见之》四篇理学哲学色彩浓厚的文章，以彰明孙一奎医学思想的来源根本。其中《太极图说》一文并非周敦颐所著之《太极图说》，当注意区别，而是孙一奎采撷朱熹及道家言论并结合个人观点来阐释周敦颐《太极图说》中的"太极图"（如图5-3），完成了太极图在医学领域内概念的嬗变与贯彻。如《医旨绪余·太极图说》有语曰"《中和集》曰：上之一圈者，释曰'圆觉'，道曰'金丹'，儒曰'太极'。

所谓无极而太极者，不可极而极之谓也。
释氏云：如如不动，了了常知。《易·系》
云：寂然不动，感而遂通。《丹书》云：
身心不动，以后复有无极真机，言太极之
妙本也。是知三教所尚者，静定也。周子
所谓主于静者是也。盖人心静定，未感物
时，湛然天理，即太极之妙也。一感于物，
便有偏倚，即太极之变也。苟静定之时，
谨其所存，则天理常明，虚灵不昧，动时
自有主宰，一切事物之来，俱可应也。静
定工夫纯熟，不期然而自然，至此无极之
真复矣，太极之妙应明矣，天地万物之理

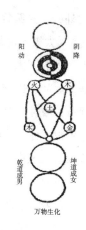

图 5-3 周敦颐作太极图
注：孙一奎将该图代入医学领域进
行阐发。

悉备于我矣 [163]"。便是援引道家著作《中和集》阐释"太极"的含
义，表明"太极"的内涵如同佛家所说的"圆觉"和道家所说的"金
丹"，由此来强调和解释"太极"是天地万物发生变化之根本，也为
其后将命门动气喻为生命"太极本体"做铺陈，诚如《医旨绪余·命
门图说》又语曰："命门之义，盖本于此，犹儒之太极，道之玄牝
也。[163]"更是直接将命门、太极及道家学说中的"玄牝"对应比喻。
此外还在多处援引朱熹言论，如《医旨绪余·太极图抄引》曰"故朱
子曰：太极只是天地万物之理，在天地，统体一太极；在万物，万物
各具一太极 [163]"。还有《医旨绪余·问三才所同者于人身何以见之》：
"朱子曰：人之与物，本天地之一气，同天地之一体也，故能与天地
并立而为三才。[163]" 以及《医旨绪余问：五行土无定体，寄旺四季各
一十八日，何长夏一月土又独主之？》曰："朱子云：天有春夏秋冬，
地有木火金水，人有仁义礼智，皆以四者相为用也。[163]" 可见孙一奎
在阐发医论的过程中始终是以理学反复探讨的"太极、气一元、天人
相应"等观念作为医学指导思想。

此外，从《医旨绪余·命门图说》一文中可以看到孙一奎对于周敦颐撰著《太极图说》的仿效发挥。如周敦颐《太极图说》前两段有云："无极而太极。太极动而生阳，动极而静，静而生阴，静极复动。一动一静，互为其根。分阴分阳，两仪立焉。阳变阴合，而生水火木金土。五气顺布，四时行焉。五行一阴阳也，阴阳一太极也，太极本无极也。五行之生也，各一其性。无极之真，二五之精，妙合而凝。乾道成男，坤道成女。二气交感，化生万物。万物生生而变化无穷焉。[168]" 由此可见，如前述，孙一奎在《命门图说》中所言，以"夫二五之精，妙合而凝"来表示生命产生，以"禀于有生之初，从无而有"说明"动气、原气"的产生，以"阳之动"和"阴之静"分别比喻动气与肾藏，以"动静无间，阳变阴合，而生水火木金土也"来彰明命门的生理功能。由此可见，孙一奎对于生命的认识、命门动气的阐发不仅直接援引的周敦颐的原话，更是发挥其对于"阴阳动静"的认识来阐释生理系统及其功能，仔细品味孙一奎的《命门图说》就可以发现其与周敦颐《太极图说》契合相似度极高。

总而言之，在我们看来，源于孙一奎对于理学学说的大量借鉴与发挥，间或杂糅其他哲学学说，使得其对于人体藏府生理的认识和阐发有着极高的理论水平和宽阔的思维视野，也是"援儒入医、医易互参"这一医学文化行为的新高度。

（二）医学发展需求与理学极盛时期决定了孙一奎的文化选择

孙一奎在著述立论过程中做出的文化选择决定了其理论出发点和立论阐发的依据，这一文化选择主要来源于两个方面：一是医学内部发展需求，二是医学以外社会时代的文化背景。

首先从医学发展而言，有学者总结中医学理论发展有一种"新说—时弊—补救—新说"的规律，意即随着时代社会变迁，不同时期针对社会群众需求总会有新的医学理论产生，但由于年移代革，或后学不辨证而拘泥古方而导致旧方古法被偏执滥用的时弊，随后便会有一批医家再以新说补偏救弊而驱动了整个学术理论的进步创新[169]。这也是一个学科发展建立在否定之否定基础上的普遍规律。而孙一奎所处的明代，在初期正是由于后学的滥用导致河间学派所倡导的"火热论""阳有余阴不足"论大行其道而使得一时间医界存在着滥用寒凉药物的弊象。这一弊象触发了明代医学界的"寒温之辩"，也揭开了以薛己、孙一奎、张景岳、赵献可等医家为代表的温补学派的序幕[9]387-418。因此，作为补偏救弊的温补学派代表人物，孙一奎把医学立足点放在了生命阳气之根本——命门动气，来阐发医理，同时将相火和三焦联系在一起，强调三焦相火对于生命力的维护协助作用等，同时驳斥了"命门属火"及"相火为龙雷之火"等有失偏颇的言论，表明了孙一奎首先在医学上做出了维护"命门动气"及固护"三焦元气"的选择。

　　其次，从医学以外的社会文化背景而言。如前所述，孙一奎所处的时期正是理学发展的鼎盛阶段，宋明理学经由历代学者发挥完善而具备了庞大坚实的理论体系，同时亦成为朝廷所认定的凡士人必须掌握的官方哲学。而更为巧合的是，孙一奎与宋明理学的奠基者程颐、程颢及集大成者朱熹的祖籍均是徽州，又如《中国历代名医传》所载："先世以儒术起家，幼年学习科举之学。[170]"可见，孙一奎成长于理学发祥之地，本身又是儒学世家，幼年为考取功名而系统接受过以程朱理学为官方哲学的科举教育，由此可见其与理学思想的亲近度。也就不难理解孙一奎如此深入彻底地将理学思想贯彻进入医学理论了。值得注意的是，其在文中除了主要借鉴理学思想以外，还同时引入佛、道等学说作为其说理工具，诚如《赤水玄珠·凡例》有言："医寄生死之关，非知性命者，不足与有言也。儒之穷理尽性，以至于命，固当取以折衷。而老氏性命兼修，释氏明心见性，道理自可参观，故兼采二氏为翼。夫知三教之所以者，于医学思过半矣。"这种杂糅诸家学说阐发理论的方式，实际上也是理学以儒学为主干兼容佛、道学说的治学方式的体现。

三、小结

综上所述，源于医学发展需求及自身社会时代的文化背景，孙一奎以理学为基础杂糅诸家学说阐发个人藏象观，形成了以命门动气为生命核心、三焦相火为生理机能枢纽为特点的藏象观，由此也奠定了他对于气虚、肾虚等一系列虚证疾病的诊治基础，为后世治疗虚证提供了宝贵的借鉴经验。其医学理论也进一步促进了明代温补学派的发展壮大。

第三节　赵献可的藏象观及其文化背景

赵献可对命门学说的研究比较深入，是"命门君火"之说的首创者，较同时期的孙一奎、张景岳，更为深入地探讨了命门对藏府生理系统及生命活动的意义，确立了命门对于生命的绝对主宰作用。他的藏象观基本是围绕命门构筑的，对中医药藏象理论体系中的命门学说是一次有力的补充。

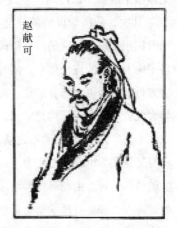

赵献可，字养葵，号医巫闾子。约生活于十六世纪后期与十七世纪初期，虽史料无详细记载，但据黄宗羲《张景岳传》说赵养葵，名献可，宁波人，与介宾同时，未尝相见，而议论往往有合者。

一、赵献可的藏象观

（一）命门君主观

尽管以孙一奎、张景岳为代表的明代温补学家常将命门视为生命的本源和根蒂，通常汲取理学观点而将命门视为人身之太极，赵献可亦不例外[171]。但与众不同的是，赵献可是第一位将命门视为生命"真君、真主"的医家，由此打破了数千年来历代医家仅将心视为"君主之官"的传统认识[9]421-423。

　　赵献可的命门君主观源于他对于《内经·灵兰秘典论》的解读，如《医贯·卷之一·玄元肤论·〈内经〉十二官论》云："玩《内经》注文，即以心为主。愚谓人身别有一主，非心也，谓之君主之官，当与十二官平等，不得独尊心之官为主，若以心之官为主，则下文'主不明则十二官危'，当云十一官矣，此理甚明……[172]"意即赵献可对诸家注解"主不明十二宫危"之主为心提出了质疑，他认为君主之官应另当别论，因为心属十二官之一，如果说"心为主"，则《黄帝内经》应说"主不明则十一官危"，故而推断包括心在内的十二官以外应当另有君主之官。据此为出发点，赵献可开始探求人身的"真君、真主"。

　　之后，赵献可接受儒、释、道诸家学说启发而开始"据有形之中，以求无形之妙"展开了对于藏府生理系统的研究。首先，赵献可撰写"形景图说"来详细描绘咽喉、心、肺、包络及隔膜、脾胃、大小肠、膀胱的藏府形态、位置衔接及生理功能，其中还以"咽喉"两个官窍分别为线索区分为"施气运化、熏蒸流行"和"资生气血、转化糟粕"两个系统。这一部分内容应该是赵献可在为其后探寻"无形之妙"而以对有形藏府的描述作为依据。而在这一探寻过程中，赵献可选择了三焦作为中介来过渡对藏府探究从有形到无形的跨越，如《〈内经〉十二官论》有云："三焦者，上焦如雾，中焦如沤，下焦如渎，有名无形，主持诸气，以象三才，故呼吸升降，水谷腐熟，皆待此通达。与命门相为表里。上焦出于胃口，并咽以上贯膈而布胸中走腋，循太阴之分，而行传胃中谷味之精气于肺。肺播于诸脉，即膻中气海所留宗气是也。中焦在中脘，不上不下，主腐熟水谷，泌糟粕，蒸津液，化其精微，上注于肺脉，乃化为血液，以奉生身，莫贵于此。即肾中动气，非有非无，如浪花泡影是也。下焦如渎，其气起于胃下脘，别回肠，注于膀胱，主出而不纳，即州都之官气化则能出者，下焦化之也。[172]"意为藏府一切生理功能正常运行依赖三焦之气的通达，而三焦与命门有表里关系，至此正式引出命门的概念，但赵献可并未像孙一奎、张景岳一般详细阐发命门与三焦相表里的道理，可能是直接援引了当时医家的观点。若将这一论断与《难经·二十五难》所言"心主与三焦为表里，俱有名而无形，故言经有十二也"相对应，可知，赵献可旨在通过阐发有名无形之三焦的重要功能，而为"命门为人身另一心主"的阐发进行了必要的理论准备。

随后《〈内经〉十二官论》又言："肾有二，精所舍也，生于脊膂十四椎下，两旁各一寸五分，形如豇豆，相并而曲附子脊外。有黄脂包裹，里白外黑，各有带二条，上条系于心包，下条过屏翳穴后趋脊骨。两肾俱属水，但一边属阴，一边属阳。越人谓左为肾，右为命门非也。命门即在两肾各一寸五分之间，当一身之中，《易》所谓'一阳陷于二阴之中'，《内经》曰'七节之旁，有小心'是也，名曰命门。是为真君真主，乃一身之太极，无形可见。两肾之中，是其安宅也。其右旁有一小窍，即三焦。三焦者，是其臣使之官，禀命而行，周流于五脏六腑之间而不息，名曰相火。相火者，言如天君无为而治，宰相代天行化，此先天无形之火，与后天有形之心火不同。其左旁有一小窍，乃真阴，真水气也，亦无形。上行夹脊，至脑中为髓海，泌其津液，注之于脉，以荣四支，内注五脏六腑，以应刻数，亦随相火而潜行于周身，与两肾所主后天有形之水不同。[172]"这一段基本表达了赵献可的命门君主观：首先对肾进行描述，而将命门喻为无形而寄寓于肾藏中的"真君、真主"，位于"两肾各一寸五分之间，当一身之中"；同时认为三焦是禀受命门君主指令的臣使之官，故而其蕴含的通行周身的生机之气为"相火"，其相即宰相之意；先天无形之火及真阴均寄寓于命门之中，藉由肾旁小窍而发挥功能，并格外与后天的心火和肾水区别开来。在该文中，赵献可不仅依据《黄帝内经》"七节之旁，中有小心"之说而大胆地对命门位置、属性做出了推论，还以形象的绘图直观地描述了他对于肾的性质及命门意义的看法（如图5-4）。值得注意的是，之前在论述藏府生理的过程中，赵献可格外避开了对肾的描述，实际上正是因为肾为命门"安宅"，而特意将肾与命门同时论述，一则为描绘命门的位置，使其有所依托而形象具体；二则旨在阐明肾与命门的紧密关系，同时

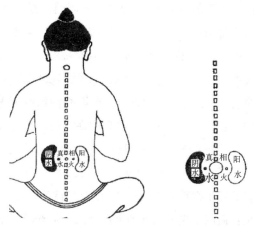

图5-4 赵献可的肾与命门图

注：认为两肾俱属水，作肾属阴水，右肾属阳水。命门在两肾中间，命门左边黑圈为真水之穴，命门右边白圈为相火之穴，此一水一火俱无形，日夜潜行不息。两肾在人身中合成一太极，自上数下十四节，自下数上七节，合《黄帝内经》"七节之旁，中有小心"之说。

也说明了肾因为与命门的关系而在藏府之中具有重要的生理地位。这一认识也成为赵献可临床过程中运用"六味丸、八味丸"等补肾方剂以滋补真阴真阳的理论指导[115]133-135。

（二）以命门君火为生理根本

实际上，在赵献可看来，命门属性为火。如《医贯·卷之一·玄元肤论·〈内经〉十二官论》语曰"但命门无形之火，在两肾有形之中，为黄庭，故曰五脏之真，惟肾为根。褚齐贤云：人之初生受胎，始于任之兆，惟命门先具。有命门，然后生心，心生血；有心然后生肺，肺生皮毛；有肺然后生肾，肾生骨髓；有肾则与命门合，二数备。是以肾有两岐也。可见命门为十二经之主，肾无此，则无以作强，而技巧不出矣；膀胱无此，则三焦之气不化，而水道不行矣；脾胃无此，则不能蒸腐水谷，而五味不出矣；肝胆无此，则将军无决断，而谋虑不出矣；大小肠无此，则变化不行，而二便闭矣。心无此，则神明昏，

而万事不能应矣。正所谓主不明则十二官危也。余有一譬焉：譬之元宵之鳌山走马灯，拜者、舞者、飞者、走者，无一不具。其中间惟是一火耳。火旺则动速，火微则动缓，火熄则寂然不动。而拜者、舞者、飞者、走者，躯壳未尝不存也，故曰汝身非汝所有，是天地之委形也。余所以谆谆必欲明此论者，欲世之养身者、治病者，的以命门为君主，而加意于火之一字。夫既曰立命之门，火乃人身之至宝，何世之养身者，不知保养节欲，而日夜戕贼此火？既病矣，治病者，不知温养此火，而日用寒凉，以直灭此火，焉望其有生气耶？经曰：主不明则十二官危。以此养生则殃，戒之戒之！余今直指其归元之路而明示之[172]"。意思是：命门是先天具备的无形之火，是五藏六腑化生的开端，同时也是后天藏府生理功能正常运作的根本保证。同时，还以走马灯作为比喻，指出命门之火熄灭则生命也"寂然不动"，由此指出命门之火的重要性，并强调不论强身还是治病均应注意固护此火。值得注意的是，赵献可对于命门的认识已经与同时期孙一奎的观点有了较大区别，后者更为强调命门是生命本源的意义，而赵献可显然认为命门对于后天生理机能的维系同样重要，如上述指出：失去命门之火，则肾之技巧不出、膀胱气化不行、脾胃不能腐熟水谷、肝胆不能决断、大小肠不能泌清别浊而二便不通、心则失却神明。还有其后有云："相火禀命于命门，真水又随相火，自寅至申，行阳二十五度；自酉至丑，行阴二十五度。日夜周流于五脏六腑之间，滞则病，息则死矣。"正是赵献可对命门之火维护后天生理功能的认识。诚如《医贯·卷之六·后天要论·补中益气论》所言，总结命门君火不仅为"先天主宰之本"，亦为"后天流行之用"。

其后，赵献可又在进一步阐发了命门君火生理属性及意义的过程中传达了其治疗观，如《〈内经〉十二官论》曰："命门君主之火，乃水中之火，相依而永不相离也。火之有余，缘真水之不足也，毫不敢去火，只补水以配火，壮水之主，以镇阳光；火之不足，因见水之有余也，亦不必泻水，就于水中补火，益火之原，以消阴翳。所谓原与主者，皆属先天无形之妙，非曰心为火而其原在肝，肾为水而其主属肺。盖心脾肾，肝肺，皆后天有形之物也，须有无形之火，配无形之水，直探其君主之穴宅而求之，是为同气相求，斯易以入也。所谓知其要者，一言而终也。若夫风寒暑湿燥火之入于人身，此客气也，非主气也。主气固，客气不能入，今之谈医者，徒知客者除之，漫不加意于主气何哉？纵有言固主气者，专以脾胃为一身之主，焉知坤土是离火所生，而艮土又属坎水所生耶？明乎此，不特医学之渊源有自，而圣贤道统之传，亦自此不昧。而所谓一贯也，浩然也，明德也，玄牝也，空中也，太极也，同此一火而已，为圣为贤，为佛为仙，不过克全此火而归之耳。小子兹论，阐千古之未明，慎勿以为迁。[172]"阐明了命门君主之火是"水中之火"的属性，传达的是阴阳互根互用之理；之后指出"火的有余"源于"真水不足"，故而绝不能用泻火的方式治疗，应当滋补阴水，同时"火的不足"而导致"水有余"，也不应当以泻水的方式治疗，而是通过滋补阴水而"水中求火"。这是对王冰"益火之源，以消阴翳；壮水之主，以制阳光"思想的贯彻。同时，这一段亦表达了赵献可对于治病求本的认识，认为"无形水火"才是"原与主"，即人身的本原与主宰，"心脾肾肝肺"等均是"有形之物"而受"无形水火"的主宰，治疗应从这一"无形君主"入手；还以"主气固，客气不能入"表达了其秉承"正气存内，邪不可干"的思想；又以"离火生坤土""坎水生艮土"来反驳"脾胃为主"之说。由此观之，赵献可围绕命门君火为核心形成了对于疾病诊治的认识，这一认识贯穿了其对于诸多疾病的诊治，如《医贯·卷之四·先天要论上·眼目论》有云："神光者，原于命门，通于胆，发于心火之用事也。火衰则有昏瞑之患，火炎则有焚燥之殃。虽有两心而无正输，心君主也。通于大眦，故大眦赤者，实火也。命门为小心，小心相火也，代君行令，通于小眦，故小眦赤者，虚火也。若君主拱默，则相火自然清宁矣。[172]"将目疾责之于君火也就是命门之火的盛衰。还有如《医贯·卷之五·先天要论下·消渴论》："或问曰：下消无水，用六味地黄丸，可以滋少阴之肾水矣。又加附子肉桂者何？盖因命门火衰，不能蒸腐水谷，水谷之气，不能熏蒸，上润乎肺，如釜底无薪，锅盖干燥，故渴。至于肺亦无所禀，不能四布水精，并行五经，其所饮之水，未经火化，直入膀胱，正谓饮一升溺一升，饮一斗溺一斗。试尝其味，甘而不咸可知矣。故用附子肉桂之辛热，壮其少火，灶底加薪，枯笼蒸溽，槁禾得雨，生意维新……总之是下焦命门火不归元，游于肺则为上消，游于胃即为中消。以八味肾气丸，引火归元，使火在釜底，水火既济，气上熏蒸，俾肺受湿润之气而渴疾愈矣。[172]"以滋补君火或引火归元的方式治疗消渴，足见命门君火在赵献可治疗疾病过程中的重要意义。

综上所述，赵献可以命门君主观作为其藏象观认识，还认为命门君火不仅是生命之源，也是维系人体生理功能的根本。其对于命门属性认识与同时期孙一奎认为命门"非水非火"而是"肾间动气"及张景岳的"太极命门观"中认为命门兼具"水火之性"有很大的不同。同时与孙一奎着重强调的"命门是生命之源"及张景岳强调命门系"一身阴阳之枢纽"亦有所区别，赵献可更加重视命门君火对后天藏府具体功能的主宰和调控作用[173]。

二、解析赵献可的藏象观的文化背景

在我们看来，相较于同时期其他温补学派的医家，赵献可并非是一个长于说理者。孙一奎著《医旨绪余》，张景岳撰《类经图翼》《类经附翼》，二者医学理论糅合理学诸家哲学学说而构筑了比较庞大的理论体系，相比而言，赵献可的《医贯》仍宗于单纯的医学本身展开理论阐发，故而其理论学说的哲学色彩较淡。其所采撷的诸多文化学说也多借以启发、类比之用。其藏象观的产生大致与以下三个方面有关：

一是就医学内部而言，时值明代医学进入补偏救弊阶段，新说多为补救时医滥用寒凉之弊[169]。故而从赵献可的言论之中多能见到针砭河间一派的言论，如《医贯·卷之三·绛雪丹书·血证论》所言："刘河间先生特以五运六气暑火立论，故专用寒凉以治火。而后人宗之，不知河间之论，但欲与仲景《伤寒论》对讲，各发其所未发之旨耳，非通论种种不同之火也。自东垣先生出，而论脾胃之火，必须温养，始禁用寒凉。自丹溪先生出，而立阴虚火动之论，亦发前人所未发。可惜大补阴丸、补阴丸二丸中，俱以黄柏知母为君，而寒凉之弊又盛行矣。嗟乎！丹溪之书不息，岐黄之道不著！余特撰阴阳五行之论，以申明火不可以水灭，药不可以寒攻也。[172]"正是针对时弊的直接反对。在这一滥用寒凉的医学时弊下，赵献可力主"命门君火"说正是救偏补弊的有力新说。

二是就社会文化而言，程朱理学大盛于明代[166]195，因此理学学说对当时医家多有启发。赵献可亦不例外，最为明显的例子，就是其受理学开创者周敦颐之《太极图说》启发而创制上述"命门形景图"，并配以解读。实际上这一做法被明代温补学派多位医家采用，如孙一奎曾做《命门图说》，张景岳糅合象数学说做"太虚图""阴阳图""五行生成数图""五行图"等。相比较而言，赵献可的创制与人体有形藏府更为贴近，也更为直观形象，从而有力地支撑了个人对于命门的认识。

三是从其著作《医贯》中可知，多种学说对其命门君主观的形成都有着启示作用。如《〈内经〉十二官论》有言曰"或问心既非主，而君主又是一身之要，然则主果何物耶？何形耶？何处安顿耶？余曰悉乎问也，若有物可指，有形可见，人皆得而知之矣。惟其无形与无物也，故自古圣贤，因心立论，而卒不能直指其实。孔门之一贯，上继精一执中之统，惟曾子子贡得其传。然而二子俱以心悟，而非言传也。若以言传，当时门人之所共闻，不应复有何谓之问也。后来子思衍其传而作《中庸》，天命之性，以中为大本，而终于无声无臭。孟子说不动心有道，而根于浩然之气。及问'浩然之气'，而又曰难言也。老氏《道德经》云：谷神不死，是为玄牝之门，造化之根。又曰：恍恍惚惚，其中有物。佛氏《心经》云：空中五色，无受想形识，无眼耳鼻舌身意。又曰：万法归一。一归何处？夫一也，中也，性也，浩然也，玄牝也，空中也，皆虚名也，不得已而强名之也。立言之士，皆可以虚名著论，至于行医济世，将以何味的为君主之药，而可以纲维一身之疾病耶？余一日遇一高僧问之：自心是佛，佛在胸中也。僧曰：非也，在胸中者是肉团心，有一真如心是佛。又问僧曰：真如心有何形状？僧曰：无形。余又问在何处安寄？僧曰想在下边。余曰此可几于道矣。因与谈《内经》诸书，及铜人图，豁然超悟，唯唯而退。今将十二经形景图，逐一申示，俾学者按图考索，据有形之中，以求无形之妙，自得之矣 [172]"。可见孔子之"一贯"、孟子之"浩然之气"、老子之"玄牝"、佛教之"空中"，均对其探寻"无形之妙"提供了启示，之后在僧人所言的"真如之心"启发下而确立了关于"心之外别有心主"的认识，且认为"心主"位于人身下部。足可见赵献可思想的源泉所在。

三、小结

综上，我们认为，赵献可的藏象观是以"命门君主观"为主，赵献可不仅认为命门是生命之源，同时认为"命门君火"对于人体生理活动具有主宰统摄作用，故而称之为君主。其藏象观的形成与当时医学境况有关，同时也受到多种学说的影响。但是，较于同时期其他医家，赵献可的医学理论相对单纯直接，并未与其他学说杂糅出庞大的理论系统。

第四节　张景岳的藏象观及其文化背景

明代温补学派诸位医家在阐发医学道理，探究生命本质的过程中

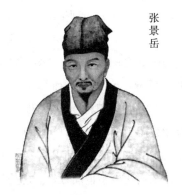

张景岳

张介宾，字会卿，号景岳，又号通一子，明代浙江绍兴人，生活于 1563~1640 年。祖籍四川省绵竹县，其先世在明朝初期以军功授以绍兴卫指挥，遂定居浙江。张介宾出身官僚之家，才思敏捷，自幼开始学习，凡天文、音律、兵法、象数等无不通晓，有比较扎实的文学、史学、哲学基础。青年时代，拜当时的名医金英（字梦石）为师，尽得其传。中年时代，又曾从戎幕府，经过了河南、河北、东北等地区，积累了丰富的临床经验。

常采撷理学观点作为说理工具，张景岳亦不例外，甚至可以堪称明代温补学派中以理学学说阐发医学的集大成者。他的医学思想结合医疗实践而融贯《周易》、周敦颐、张载、邵雍、程颐、程颢、朱熹等各家学说，堪谓之明代"医理贯通"的巅峰。在我们看来，相较于同时期的其他温补学派医家，张景岳对于理学的理解认识、借鉴阐发具有更深的研究、更广的外延及更高的视角。故而，张景岳被视为明代以易理之学阐发医学观点的集大成者 [174]。因为张景岳对于理学学说溯本求源地系统掌握，使得其藏象观有着鲜明的哲学色彩，同时也进一步有力地推进了藏象理论的发展。

一、张景岳的藏象观

（一）五藏互藏观

五行学说一直是藏象理论重要的说理工具之一，旨在强调藏府之间的系统性，强调内部藏府与外部征象的联系等，是中医学认识藏府生理系统重要的认识观和思维方式，也是中医学指导临床诊治重要的方法论。而张景岳在吸收这一思维方式的过程中结合理学学说而进行了改进与升华，从而使五行藏象理论又有了进一步理论认识上的提高。

如《类经图翼·卷一·运气（上）·阴阳体象》有语曰"又曰：物之大者，莫若天地。天之大，阴阳尽之；地之大，刚柔尽之。阴阳尽而四时成，刚柔尽而四维成。四象既分，五行以出，而为水火木金土。五行之中，复有五行，阴根于阳，阳根于阴，阴阳相合，万象乃生[175]3-7"。表达的意思是，阴阳是天地间万物发生及变化的纲目、依据，阴阳二气交互变化而产生五行，而源于阴阳二气以彼此为根本不断地和合变化使得五行之中各自蕴含五行，也从而化生了世间万象。这是张景岳对于阴阳五行的认识，显然与传统的阴阳五行观有着一定的区别，张景岳的阴阳五行观具有更透彻的运动性、灵活性，显示出了一种无限可分、灵活变化的阴阳五行观。还有如《类经图翼·卷一·运气（上）·五行统论》有云："五行即阴阳之质，阴阳即五行之气，气非质不立，质非气不行。行也者，所以行阴阳之气也。朱子曰：五行质具于地而气行于天。[175]11-14"通过阐发了五行与阴阳的关系，表明五行与阴阳具有"气与质"这种联系紧密互为依托的关系，也进一步阐明了五行与阴阳二气一样不断地运动变化。实际上，张景岳"五行中复有五行"的观点正是以五行与阴阳具有"形质关系"这一认识为基础而立论的，其根本来源是"阴阳二气之间互根、互用而不断互相转化"，如《类经附翼·一卷·医易义》云："阴阳之中，复有阴阳，刚柔之中，复有刚柔。"[175]350-363 就表明了阴阳二气之间的无限转化及可分性。由此，又源于五行与阴阳具有"气与质"这种"体用依托"的紧密关系，故而五行之间的生克制化也应当如同阴阳二气一般互相包含、互为根本且转化无穷，同时，五行的每一属性也自然如同阴阳二气这种"阴阳复有阴阳、刚柔复有刚柔"无限性一样而具有其他属性。显然，他的阐发给予"五行互藏"更为充足的理论支撑。

据此，张景岳又进一步发挥，正式明确了"五行互藏"的观点，如《五行统论》随后有云："所谓五者之中有互藏者，如木之有津，木中水也；土之有泉，土中水也；金之有液，金中水也；火之熔物，火中水也。夫水为造化之原，万物之生，其初皆水，而五行之中，一无水之不可也。火之互藏，木钻之而见，金击之而见，石凿之而见；惟是水中之火，人多不知，而油能生火，酒能生火，雨大生雷，湿多成热，皆是也。且火为阳生之本，虽若无形，而实无往不在，凡属气化之物，非火不足以生，故五行之中，一无火之不可也。土之互藏，木非土不长，火非土不荣，金非土不生，水非土不蓄，万物生成，无不赖土，而五行之中，一无土之不可也。木之互藏，生于水，植于土，荣于火，成于金。凡发生之气，其化在木。即以人生而言，所衣所食皆木也，得木则生，失木则死，故曰人生于寅，寅者阳木之位也。由人而推，则凡动植之类，何非阳气？而又何非木化？此五行万物之中，一无木之不可也。金之互藏，产于山石，生诸土也；淘于河沙，隐诸水也；草有汞，木有，藏于木也；散可结；柔可刚，化于火也。然金之为用，坚而不毁，故易曰干为金。夫干象正圆，形如瓜卵，柔居于中，刚包乎外。是以天愈高而愈刚，地愈下而愈刚。故始皇起坟骊山，深入黄泉三百丈，凿之不入，烧之不毁。使非至刚之气，真金之体，乃能若是其健而营运不息乎？故凡气化之物，不得金气，无以坚强。所以皮壳在外而为捍卫者，皆得干金之气以固其形。此五行万物之中，一无金之不可也。由此而观，则五行之理，交互无穷。[175]11-14”便是以自然现象阐发“五行互藏”之理，表明凡事万物均包含五行代表的五种属性，同时五行中的每一行又均具有其他四行的属性。总而言之，在张景岳看来，事物的存在是建立在五行齐备的基础上，因此五行之间这种交互化生是无穷无尽的。

　　基于对“五行互藏”的认识，张景岳进一步确立了“五藏互藏”的观点，并用以指导辨证论治，如《景岳全书·卷之三十八·经脉类·崩淋经漏不止》曰：“然五藏相移，精气相错，此又其不可分者也。即如病本于心，君火受伤，必移困于脾土，故治脾即所以治心也。病本于肺，治节失职，必残及于肾水，故治肾即所以治肺也。脾为中州之官，水谷所司，饷道不资，必五路俱病，不究其母，则必非治脾良策。肝为将军之官，郁怒是病，胜则伐脾，败则自困，不知强弱，则攻补不无倒施。不独此也，且五藏五气，无不相涉，故五藏中皆有神气，皆有肺气，皆有胃气，皆有肝气，皆有肾气，而其中之或此或彼，为利为害，各有互相倚伏之妙。故必悟藏气之大本，其强弱何在？死生之大权，其缓急何在？精气之大要，其消长何在？攻补之大法，其先后何在？斯足称慧然之明哲。[176]"表明五藏之间联系紧密、唇齿相依，当某一藏府病变的时候必然在一定程度上影响其他藏府，治病必然要关注这种变化而在诊治某病时注重把握强弱缓急、消长先后的机要。由此观之，张景岳不仅继承了传统的五行藏象系统观，同时他在认识上又有了深化和提高而延伸出了"五藏互藏"的观点，这一更为灵活运动的藏象观不仅是中医学治病求本的思想贯彻，同时也为未病先防、已病防变等医学思想提供了理论素材[99]59。实际上，五行互的藏思想本是五行学说重要的延伸理论，宋代医家钱乙曾将该思想运用于医学领域而体现了五藏互藏的观点，但张景岳详细地阐发使得这一认识具有了更为深刻扎实的理论基础。可以说，由这一思想，藏象理论体系里的五行藏象学说得到了进一步的发挥与补充。

（二）太极命门观

"太极"一词最早源于《周易》，意即事物发展的开端。后被周敦颐引入其所撰著的《太极图说》中来比喻世界产生的本源，由此历代理学家围绕"太极"展开了不断地探讨[177]。自明代以后，孙一奎、张景岳等温补学派的医家也把"太极"一词引入医学，指喻象征生命起源和生理机能原动力的"命门"，张景岳对于这一观点阐发有着更为丰富和扎实的理论体系。

如《类经图翼·类经附翼卷三·求正录·真阴论》曰："命门居两肾之中，即人身之太极，由太极以生两仪，而水火具焉，消长系焉，故为受生之初，为性命之本。欲治真阴而舍命门，非其治也，此真阴之藏，不可不察也。[175]400-407" 便是直言命门是位于两肾之间的"人身太极"，为"受生之初、性命之本"，也就是生命的原动力和生命延续的根本。同时，在描述命门形象的过程中张景岳与孙一奎一样引入了"坎卦"的形象，如《类经图翼·类经附翼卷三·求正录·三焦包络命门辨》曰："肾两者，坎外之偶也；命门一者，坎中之奇也。一以统两，两以包一。是命门总主乎两肾，而两肾皆属于命门。故命门者，为水火之府，为阴阳之宅，为精气之海，为死生之窦。若命门亏损，则五藏六腑皆失所恃，而阴阳病变无所不至。其为故也，正以天地发生之道，终始于下；万物盛衰之理，盈虚在根。[175]389-395" 表明了命门与肾的关系，就好像"坎卦"两个阴爻中加含有一个阳爻的形象一样，而其彼此是"一而二，二而一"的互相包含、互为根本的关系，由此形成了整个藏府生理系统赖以正常运转的关系，又说"天地发生之道始于下，万物盛衰之理在于根"也是从侧面表明了命门对于人体生理有着和太极相同的意义。值得注意的是，张景岳的"太极命门"观中尽管与孙一奎对于命门的认识似有不谋而合之处，但是两者对于命门的定位及性质都有着本质的区别。张景岳定位命门，看似认为命门在两肾之间，与孙一奎"肾间动气"说相同，实际上张景岳以一种更为透彻灵活的阴阳观将命门定位为寄寓于肾中而"有位无形"，如《三焦包络命门辨》篇还有云："且夫命门者，子宫之门户也；子宫者，肾脏藏精之府也；肾脏者，主先天真一之，北门锁钥之司也。而其所以为锁钥者，正赖命门之闭固，蓄坎中之真阳，以为一身生化之原也。此命门与肾，本同一气。道经谓此当上下左右之中，其位象极，名为丹田。夫丹者奇也，故统于北方天一之藏，而其外命门一穴，正是督脉十四椎中，是命门原属于肾，非又别为一腑也。三十九难亦曰：命门其气与肾通。则亦不离乎肾耳。唯是五藏各一，独肾有二，既有其二，象不无殊。[175]389-395" 也是说明命门与肾这种"一而二，二而一"的你中有我，我中有你的关系。

张景岳对于命门的功能也有论述，如《真阴论》篇有言："命门之火，谓之元气；命门之水，谓之元精。五液充，则形体赖而强壮；五气治，则营卫赖以和调。此命门之水火，即十二脏之化源。故心赖之，则君主以明；肺赖之，则治节以行；脾胃赖之，济仓廪之富；肝胆赖之，资谋虑之本；膀胱赖之，则三焦气化；大小肠赖之，则传导自分。此虽云肾脏之伎巧，而实皆真阴之用，不可不察也。[175]400-407"可见在张景岳看来，命门是一身元气及元精的根本，是高于五藏六腑生理功能的原动力和生理物质基础。如此论述还有《景岳全书·卷之三·传忠录下·命门余义》曰"命门为精血之海，脾胃为水谷之海，均为五藏六腑之本。然命门为元气之根，为水火之宅。五藏之阴气，非此不能滋。五藏之阳气，非此不能发。而脾胃以中州之土，非火不能生，然必春气始于下，则三阳从地起，而后万物得以化生。岂非命门之阳气在下，正为脾胃之母乎？吾故曰：脾胃为灌注之本，得后天之气也；命门为化生之源，得先天之气也，此其中固有本末之先后。观东垣曰：补肾不若补脾。许知可曰：补脾不若补肾。此二子之说，亦各有所谓，固不待辨而可明矣[176]"。以及《类经图翼·类经附翼卷三·求正录·大宝论》云"曰：何为根本？曰：命门是也。曰：余闻土生万物，故脾胃为五藏六腑之本；子言命门，余未解也。曰：不观人之初生，生由脐带，脐接丹田，是为气海，即命门也。所谓命门者，先天之生我者，由此而受；后天之我生者，由此而栽也。夫生之门即死之户，所以人之盛衰安危，皆系于此者，以其为生气之源，而气强则强，气衰则病，此虽至阴之地，而实元阳之宅。若彼脾胃者，乃后天水谷之本，犹属元阳之子耳。子欲知医，其母忽此所生之母焉[175]395-400"。不仅认为命门实为五藏六腑的根本，还针对诸多医家的"补脾与补肾"之论而指出命门作为先天之本实际上是化生后天脾胃之本的"母藏"。此外，《命门余义》篇还有论述曰："命门有火候，即元阳之谓也，即生物之火也……盖下焦之候如地土，化生之本也；中焦之候如灶釜，水谷之炉也；

上焦之候如太虚，神明之宇也。[176]" 把中焦脾胃喻为"灶釜"，而把命门喻为"炉火"；还有曰"命门有门户，为一身巩固之关也。经曰：仓廪不藏者，是门户不要也。水泉不止者，是膀胱不藏也。得守者生，失守者死。又曰：肾者，胃之关也。关门不利，故聚水而从其类也。又曰：北方黑色，入通于肾，开窍于二阴。是可见北门之主，总在乎肾，而肾之政令，则总在乎命门。盖命门为北辰之枢，司阴阳之柄，阴阳和则出入有常，阴阳病则启闭无序。故有为癃闭不通者，以阴竭水枯，干涸之不行也；有为滑泄不禁者，以阳虚火败，收摄之无主也。阴精既竭，非壮水则必不能行；阳气既虚，非益火则必不能固，此固其法也"。又说明命门是高于肾藏的枢纽、权柄等。总体来说，张景岳的"太极命门观"把命门提升到了藏府中至高无上、根本源起的地位，指导了他对生理病理的认识，也从而促使其产生了一系列培元补虚的精纯方剂。

（三）阴阳一体观

正如上述，张景岳认为命门与肾之间存在着"一而二，二而一"这种你中有我、我中有你的包含关系。实际上，这一认识基于张景岳的"阴阳一体"观，他以更为灵活运动的视角认识阴阳之间的关系，将"阴阳互根、互用、互化"的学说发挥到了极致[178]。

如《类经图翼·卷一·运气（上）·阴阳体象》曰："物各有父母，分牝牡于蜉蝣；物各一太极，包两仪于子粒……何莫非阴阳之至德，化工之精妙，亦岂可以造作而形容者钦！至若奇偶相衔，互藏其宅；一二同根，神化莫测。天为阳矣，而半体居于地下；地为阴矣，而五岳插于天中。高者为阳，而至高之地，冬气常在；下者为阴，而污下之地，春气常存。水本阴也，而温谷之泉能热；火本阳也，而萧丘之焰则寒。阴者宜暗，水则外暗而内明；阳体宜明，火则外明而内暗。声于东而应于西，形乎此而影乎彼。浴天光于水府，涵地影于月宫。阳居盛暑，而五月靡草死；阴极严寒，而仲冬荠麦生。此其变化之道，宁有纪极哉？第阴无阳不生，阳无阴不成，而阴阳之气，本同一体。[175]3-7" 便是张景岳"阴阳一体观"的真实写照，随后作阴阳图直观的表达了这种阴阳一体观（如图5-5）。简单来说，正如前面阐述其"五藏互藏观"时所提到的，在张景岳看来，阴阳之道蕴含在万事万物之中，

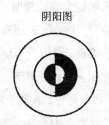

阴阳图

图 5-5 张景岳作阴阳图表达
"阴阳一体" 观

即使是象征"阳"的天、火、盛夏以及象征"阴"的地、水、寒冬等事物本身也必然同时具备阴阳变化之道，阴阳是相互依存、不断交互变化而不能割裂的根本规律与纲纪。有关阴阳一体的描述还有诸如《类经附翼·一卷·医易义》云："太极动而生阳，静而生阴；天生于动，地生于静；阳为阴之偶，阴为阳之基；以体而言为天地，以用而言为乾坤，以道而言为阴阳；一动一静，互为其根，分阴分阳，两仪立焉。[175]350-363" 等均是强调这一阴阳密不可分的一体关系。

基于对阴阳一体观的认识，张景岳对于人体生理尤其是命门性质的认识和解读有了突破性的创新。如前述在《类经附翼》的《真阴论》有曰"命门居两肾之中，即人身之太极，由太极以生两仪，而水火具焉，消长系焉……[175]400-407" 就表明张景岳认为命门兼具"水火之性"，这一认识不同以往对于命门属火或命门属阳的认识。还有其后言"命门之水火，即十二藏之化源"等，则再一次强调命门性质兼具水火。还有如《三焦包络命门辨》等称命门为"水火之府，为阴阳之宅，为精气之海，为死生之窦"，也同样是张景岳以阴阳一体观看待命门性质的表现。

此外，除了认为命门性质水火兼具以外，张景岳太极命门观中以"坎卦"形象阐发命门与肾的关系，并认为命门寄寓于肾中而二者密不可分，则是另一种阴阳一体观的的体现方式；还有前述"五藏互藏观"体现的五行互藏思想，同样是在阴阳一体思想指导下产生的[9]387-418。

简而言之，阴阳一体观可以说是张景岳最为根本的认识观，由此使得其医学思想往往"阴阳并重"而产生了"阳非有余，阴本不足"的经典理论。值得一提的是，基于阴阳一体观的认识，张景岳发明了以"育阴以涵阳为度，补阳以配阴为尺"的阴阳相济思想为指导的"左归丸、右归丸、左归饮、右归饮"一系列方剂，是温补方剂的极大创新，至今有着实际的临床指导意义。同时还要注意的是，既然张景岳有"阴阳一体"的医学观念，认为命门性质水火兼具，而不同意"左肾右命门"的观点，那为何仍以"左、右"命名方剂而表示其补阴、补阳之不同呢？在《三焦包络命门辨》中景岳已经有言在先："命门其气与肾通。则亦不离乎肾耳……盖肾属子中，气应冬至，当阴阳中分之位，自冬至之后，天左旋而时为春，斗杓建于析木，日月右行合在亥，辰次会于訾，是阳进一月，则会退一宫，而太阳渐行于右，人亦应之，故水位之右为火也。且人之四体，本以应地，地之刚在西北，亦当右尺为阳，理宜然者。故脉经以肾脏之脉配两尺，但当曰左尺主肾中之真阴，右尺主肾中之真阳。而命门为阳气之根，故随三焦相火之脉，同见于右尺则可；若谓左肾为肾，右肾为命门则不可也。虽然，若分而言之，则左属水，右属火，而命门当附于右尺……[175]389-395"还有《类经图翼·类经附翼卷三·求正录·十二脏脉候部位论论》曰："至若命门者，为肾之所属，故脉候当随于肾。肾一也，而何以候于两尺？肾中之元阴，当候于左尺；肾中之元阳，当候于右尺。阴宜静，故左嫌浮豁；阳畏衰，故右嫌细微。然命门之气，以阳为主，故当附候于右尺，以察其衰旺甚验。部位若此，似不可易。[175]407-409"可见张景岳认为，人与天象相应而以左右分属水火，故而诊脉左右尺部分别对应肾中真阴与真阳，而源于命门与肾一气想通的一体关系，且尽管命门性质是水火兼具，但其功能性质是以推动生理机能、激发生理变化等阳气表现为主，故而命门当与肾中真阳共同于右边尺部显示脉象，这其中张景岳并未持有"左肾右命门"之见，而是阐发诊脉尺部对应肾与命门的原因。由此可知，景岳创制左归丸、右归丸等一系列方剂并非宗"左肾右命门"之说，而是对于左右、阴阳、水火、气血及命门与肾的关系等有着更深刻的认识而创立的[179]。

综上所述，是张景岳的藏象观最为突出的三个观点——五藏互藏观、太极命门观和阴阳一体观，其中阴阳一体观应该是张景岳医学思想的根本观念，这一观念也是五藏互藏观和太极命门观产生的重要思想理论依据。此外，张景岳还有认为三焦为"藏府之外，躯体之内，包罗诸藏，一腔之大府也"的有形之府及相火寄于三焦等观点，就不再赘述。总之，我们认为，上述三个观点应该是张景岳藏象观最具代表性的特点。

二、解析张景岳的藏象观的文化背景

张景岳极高的医学理论造诣不仅是其长期医疗实践及对于医学经典研究的结果，而且得益于其深厚的理学功底。如《类经·叶秉敬序言》评价其曰："自六经以及诸子百家，无不考镜……世之能注《易》者，不出于程、朱，能注《内经》者，不出于秦越人、王太仆。景岳一人，却并程、朱、秦、王四人合为一人，而直接羲黄之脉于千古之上，恐非程、朱、秦、王所能驾也。[176]"赞赏其能够融汇贯通程朱理学、《难经》、王冰等诸家学说来阐发医理，足见张景岳的医学及哲学成就被当时人所叹服。通观张景岳的医学著述，其藏象观的构筑主要与以下及个方面的文化思想息息相关。

（一）始于"太极"学说

"太极"之说，经由北宋周敦颐以《太极图说》提出和初步阐述，成为了理学历代学者著述立论反复探讨的问题之一。在理学观念中，"太极"最开始被看作宇宙万物产生的出发点，之后不同的理学家在探讨过程中对于"太极"产生了不同的认识[180]。如宋儒邵雍在《皇极经世·观物外篇》有语曰："太极一也，不动，生二，二则神也。神生数，数生象，象生器。[181]"以象数学说阐发宇宙生成论，以"一"这一数指代太极，此外他还认为"心为太极""道为太极"等，表达的是一种对本体论认识；还有朱熹曾云"周子曰：无极而太极。盖云无此形状，而由此道理耳"，以及其在《太极图说解》中曰"不言无极，则太极同于一物，而不足为万物之根；不言太极，而无极沦于空寂，而不能为万物之根"等，认为太极是事物产生的根本道理，即理学本体论的出发点[77]92-97。诸如此说，宋以后儒者多有阐发，诞生了诸如以气为太极的"气本论"、以理为太极的"理本论"、以心为太极的"心本论"等。很明显，这种追寻本源，探求事物普遍规律的太极观影响了张景岳、孙一奎等温补学派医家，他们均在此基础上产生了"太极命门观"，只是张景岳在论述中更为深入地汲取了诸多哲学智慧阐发太极命门之说，而使其理论体系格外丰厚，同时赋予了命门更多的哲学意义。如《类经图翼·卷一·运气（上）·太极图论》语曰"邵子曰：若论先天一事无，后天方要着工夫"及"朱子曰：太极分开，只是两个阴阳，阴气流行则为阳，阳气凝聚则为阴，消长进退，千变万化，做出天地间无限事来，以故无往而非阴阳，亦无往而非太极。夫太极者，理而已矣。朱子曰：象数未形理已具[175]2-3"。便是引用了邵雍的言论阐发太极"自无生有"之理，引用朱熹的言论认为太极便是事物变化发生的道理。还有《类经图翼·卷一·运气（上）·五行统论》篇有语曰"朱子曰：五行质具于地而气行于天。其实元初，只一太极，一分为二，二分为四。天得一个四，地得一个四，又各有一个太极行乎其中，便是两其五行而已[175]11-14"。则是以朱子的太极言论阐发五行产生的原因。由此可见太极学说是张景岳理论出发的原点，因为认可太极是事物产生的原点，也由此将命门视为人体生命之太极。

（二）本于"气一元论"

"气一元论"原本是中国传统文化思想中重要的理论基础，这一学说在一定程度上促使历代学者包括医学家在内以整体、系统的思维认识世界、生命。而这一哲学理论经宋儒张载进一步发挥，则具备了更为深人和广褒的意义，亦成为张景岳所依托的主要思想学说。如张载在《正蒙·乾称篇》有曰："凡可状，皆有也；凡有皆象也；凡象皆气也。[182]62-68"是以反推的方式指出世间万物均是气的凝聚而形成的。还有《正蒙·太和篇》曰："太虚，不能无气，气不能不聚而为万物，万物不能不散而为太虚。[182]7-9"及"太虚无形，气之本体，其聚其散，变化之客形尔"。表明张载认为气的聚散而形成了一切事物，这是一种"气本论"的本体论认识。而张景岳亦汲取了这一思想源泉成为他"阴阳一体观""五藏互藏观"等认识的源泉。如张载的《正蒙·太和篇》还有云"太和所谓道，中涵浮沉、升降、动静、相感之性，是生絪缊、相荡、胜负、屈申之始"还有"由气化，有道之名"。将太和、道、气化，三者联系起来，认为太和即是气的整体或气化过程，源于气化运动的不断变化，而使得世间事物也因此而不断地发生变化；还有张载认为"气则两异，天下无两物一般，是以不同"以及"气有刚柔、缓速、清浊之气"的观点，表明气的差异及事物所蕴含气的不同造成了世间万物的差异性。显然，张景岳吸收了张载对于气的认识，如《类经图翼·卷一·运气（上）·阴阳体象》有语："先天者太极之一气……阴阳之中，又有阴阳，故有太阴太阳，少阴少阳；刚柔之中，又有刚柔，故有太刚太柔，少刚少柔……又曰：物之大者，莫若天地。天之大，阴阳尽之；地之大，刚柔尽之。阴阳尽而四时成，刚柔尽而四维成……人禀三才之中气，为万物之最灵，目能收万物之色，耳能收万物之声，鼻能收万物之气，口能收万物之味。故二五之气，无乎不具；万有之技，无乎不能……得气之清而正者，为圣为贤；得气之偏而浊者，为愚为不肖。近东南者多柔而仁，近西北者多刚而义……故左氏以民之善恶，本乎六气……是以水性主动而偏则流，火性主急而偏则烈，木性多和而偏则柔，金性多刚而偏则狠，土性多静而偏则愚……得木气则角而仁柔，得金气则齿而刚利，火性者飞而亲上，水性者潜而就下，土性者静而喜藏……以植者而言，得东气者多长而秀，得南气者多茂而郁，斯二者春夏荣而秋冬落；得西气者多强而劲，得北气者多坚而曲，斯二者春夏落而秋冬荣。凡万物化生，总由二气。得干道者，于人为男，于物为牡；得坤道者，于人为女，于物为牝……气得偏驳，则天有至眚，地有至幽……第阴无阳不生，阳无阴不成，而阴阳之气，本同一体。[175]3-7"其内涵正是秉承了张载"事物差异因禀气不同"的思想而阐发事物性质的不同源于所含气质的差别，并以气的差异性阐发五行等一系列事物的差异性。在我们看来，正是受这种"气一元论"思想的影响，张景岳对于阴阳五行及藏府生理的认识显现出了更为坚定深刻的一元论思想和运动变化的观念，如前述他认为"阴阳复有阴阳，五行复有五行"的观点就是源于气不断地运动变化而呈现的无限性，也由此衍生出了"五藏互藏观"及"阴阳一体观"，实际上是通过"气一元论"的思想而以阴阳二气统筹了生命系统，旨在强调阴阳和谐的重要性和藏府生理联系的紧密性。

（三）以"象数"为推论工具

张景岳阐发医学理论的过程中，除了以太极为出发点，以"气一元论"思维模式为本以外，还大量吸收了象数学说的理论作为推导和证明医学理论的工具。如他在《类经·二卷·阴阳类·阴阳应象》直言："阴阳者，一分为二也。"还有《类经附翼·一卷·医易义》有曰："然易道无穷，而万生于一，一分为二，二分为四，四分为八，八分为十六，自十六而三十二，三十二而六十四，以至三百八十四爻，万有一千五百二十策，而交感之妙，化生之机，万物之数，皆从此出矣。详而言之，则其所谓一者，易有太极也。太极本无极，无极即太极，象数未形理已具，万物所生之化原。[175]350-363"等。正是明显的象数观体现。如倡导象数的邵雍曾在《皇极经世·观物外篇》言："太极既分，两仪立矣。阳上交于阴，阴下交于阳，四象生矣。阳交于阴，阴交于阳，而生天之四象；刚交于柔，柔交于刚，而生地之四象，于是八卦成矣。八卦相错，然后万物焉。是故一分为二，二分为四，四分为八，八分为十六，十六分为三十二，三十二分为六十四……愈大则愈少，愈细则愈繁。合之斯为一，衍之斯为万。[181]" 由此可见张景岳对于邵雍象数学说的汲取采纳。诚如前述，张景岳在阐释藏象的过程中还常以"天象、地理、动植物"等比喻人体生理，以"坎卦"阐发命门与肾的关系，以河图阐发阴阳互根之理等均是其运用象数学说的表现，这些方式方法对其命门兼具水火性质，命门与肾"一而二、二而一"的辩证关系认识均提供了有力的理论支撑。另外，在其著《类经图翼》中设《运气》上、下两部分以天干、地支、历法、方位及气象推演等方式结合阴阳五行阐发五运六气之说，还有《类经附翼》详论河图、洛书等内容，其间还将音律、卦象等学科糅合进来，足见张景岳对象数学说掌握的程度，使的象数学说成为其医学思想中必不可少的推论工具，也显示了难得一见的医学与象数之学融合互参的大观。

三、小结

综上所述，我们认为，张景岳的藏象观中最为突出的特点是"五藏互藏观、太极命门观及阴阳一体观"，而这些观点的形成是张景岳以"太极学说"为出发点，以"气一元论"为本借助"象数学说"为推论工具而形成的。可以说张景岳医学思想中哲学成分非常丰富，不愧是以理学学说阐发医理的集大成者[174]。源于张景岳这些高屋建瓴的医学观念，为中医学藏象理论的发展提供了丰富的理论素材和实践指导知识。

第五节 李中梓的藏象观及其文化背景

明末医家李中梓以脾肾为治病之本，阐发乙癸同源之说，在明代温补学派诸位医家中是一位能兼通诸家学说、力求无所偏倚的医者。从李中梓的医学著述中可以看到李东垣、薛己、张景岳等医家的学术思想片段，其中又以薛己的思想较为明显，从李中梓的医论中可以见到其对薛己"脾肾并重"这一观点的赞同和发挥[115]139-142。我们认为，这一观点使中医学藏象理论得以从愈演愈烈的命门学说中抽离出来，而相对平和地看待藏府生理。

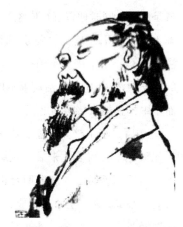

李中梓（1588 — 1655），字士材，号念莪，又号尽凡，汉族，上海浦东惠南镇人。他父亲是万历十七年(1589 年)进士，故中梓从小就受到良好的教育，幼年时擅长文学、兵法，因屡试不第，加之体弱多病，乃弃仕途而学医。他悉心钻研医学名家的著作，深得其中精要，对中草药物的药性进行反复研究，并用于临床实践，在实践中创立了自己的医学理论，成为一代名医。

一、李中梓的藏象观

（一）"脾肾为本观"

对于人体藏府生理系统的先后天之说在明代温补学派诸家学说中屡见不鲜，但张景岳、赵献可等认为命门为先天藏府，其余则为后天藏府。显然，李中梓是不同的，他提出"肾为先天之本，脾为后天之本"一说，不仅抛却了对"无形命门"的探求，转而落地到对有形藏府的探讨，同时仍延续温补派探究生命本源的做法而将脾肾作为藏府生理的核心本源。

如《医宗必读》专设《肾为先天本脾为后天本论》阐发这一观点，有云"经曰：治病必求于本。本之为言，根也，源也。世未有无源之流，无根之木。澄其源而流自清，灌其根而枝乃茂，自然之经也。故善为医者，必责根本，而本有先天、后天之辨。先天之本在肾，肾应北方之水，水为天一之源；后天之本在脾，脾为中宫之土，土为万物之母[183]"。开宗明义指明，在李中梓看来，《内经》所倡导的治病求本之"本"

就是脾肾，同时他以五行应象之说认为肾应"北方水，为天一之源"，脾为"中宫土，是万物之母"而表明肾与脾分别为先后天之本。值得注意的是，李中梓对于治病求本的理解实际上与个人"先后天之本"的概念混淆了，中医学治病求本原指"治病应溯本求源、查其根本所在"，而李中梓显然直接将病之根本归为"先后天之本"[115]。

之后，李中梓又详述了这一"脾肾为本"的观点。如言"肾何以为先天之本？盖婴儿未成，先结胞胎，其象中空，一茎透起，形如莲蕊。一茎即脐带，莲蕊即两肾也，而命寓焉。水生木而后肝成，木生火而后心成，火生土而后脾成，土生金而后肺成。五藏即成，六府随之，四肢乃具，百骸乃全。《仙经》曰：借问如何是玄牝？婴儿初生先两肾。未有此身，先有两肾，故肾为藏府之本，十二经脉之根，呼吸之门，三焦之源，而人资之以为始者也。故曰先天之本在肾[183]"。在李中梓看来，生命最先形成的是肾藏，之后五藏依次产生，因为肾藏是生命的源头，因而藏府及十二经络的根本，呼吸的门户还有三焦的化源均始于肾的生化。这一生命形成始于肾的认识与孙一奎的生命形成观有不少类同之处，所不同的是孙一奎认为肾中所含真气——命门，乃生命本源，而李中梓直接认为肾便是先天生命的本源。其后又说："脾何以为后天之本？盖婴儿既生，一日不再食则饥，七日不食则肠胃涸绝而死。经云：安谷则昌，绝谷则亡。犹兵家之饷道也。饷道一绝，万众立散；胃气一败，百药难施。一有此身，必资谷气。谷入于胃，洒陈于六府而气至，和调于五藏而血生，而人资之以为生者也。故曰：后天之本在脾。[183]"强调了脾胃对于生命维持的重要性，以"饷道"对于"兵家"的重要性作为比喻，说明脾胃受损则生命犹如没有粮草供给的军队一样立刻消散，故而人只有不断滋养脾胃才能使藏府得到气血滋养，所以脾胃为后天之本[184]。上述是李中梓对"肾为先天之本、脾为后天之本"的阐发，比较简单朴素，其中对于生命形成首先形成两肾的说法显然局限于当时社会的认知水平，但这一说辞显然是为其观点服务的，而最终所形成的"脾胃为本"的观点确实对临床具有实际的指导意义。

该论最后有曰："上古圣人，见肾为先天之本，故著之脉曰：人之有尺，犹树之有根。枝叶虽枯槁，根本将自生。见脾胃为后天之本，故著之脉曰：有胃气则生，无胃气则死。所以伤寒，必诊太谿，以察肾气之盛衰；必诊冲阳，以察胃气之有无。两脉既在，他脉可弗问也。治先天根本，则有水火之分。水不足者，用六味丸壮水之主，以制阳光；火不足者，用八味丸益火之源，以消阴翳。治后天根本，则有饮食、劳倦之分。饮食伤者，枳术丸主之；劳倦伤者补中益气主之。每见立斋治症，多用前方。不知者妄议其偏，惟明于求本之说，而后可以窥立斋之微耳。王应震曰：见痰休治痰，见血休治血，无汗不发汗，有热莫攻热，喘生毋耗气，精遗勿涩泄，明得个中趣，方是医中杰。此真知本之言矣。[183]"则以肾藏所对应寸口尺部比喻为树木的根部，同时采撷《黄帝内经·平人气象论》所言"胃者，平人之常气也，人无胃气曰逆，逆者死"这一观点，指出肾气及胃气是生命存在的根本，在诊治伤寒病时，一定要诊查表现肾气盛衰的太谿和表现胃气有无的冲阳，如若二者尚存则生命便有了保障。这一说法仍是李中梓认为"治病求本之本在脾肾"观点的体现，随后提出了针对先后天之本诊治的基本方药。文末又援引其他医家所言而指出凡痰饮、血证、寒热、喘、遗精等病都应治病求本，是侧面强调和突出个人的"脾肾为本观"。

此外，从生理联系的角度李中梓也进行了脾肾为本的阐述，如《医宗必读·卷之六·虚劳》中语曰："盖以《内经》为式，第于脾肾分主气血，约而该，确而可守也。夫人之虚，不属于气，即属于血，五藏六府，莫能外焉。而独举脾肾者，水为万物之元，土为万物之母，二藏安和，一身皆治，百疾不生。夫脾具土德，脾安则土为金母，金实水源，且土不凌水，水安其位，故脾安则肾愈安也。肾兼水火，肾安则水不挟肝上泛而凌土湿，火能益土运行而化精微，故肾安则脾愈安也。孙思邈云：补脾不如补肾。许学士云：补肾不如补脾。两先生深知二藏为人生之根本，又知二藏有相赞之功能，故其说似背，其旨实同也。救肾者必本于阴血，血主濡之，血属阴，主下降，虚则上升，当敛而抑，六味丸是也；救脾者必本于阳气，气主煦之，气为阳，主上升，虚则下陷，当升而举，补中益气汤是也。[183]"认为脾肾之间有协调互助的生理联系，以五行之理推论出"脾安则肾安、肾安则脾安"这一彼藏生理正常为为此藏生理正常前提的结论，从而指出两藏安和则一身藏府生理正常，从而以两藏密切的生理联系突出了"脾肾为本"观。围绕脾肾为本观，李中梓的诊治常以脾肾同补、补肾兼以补脾或补脾兼补肾等方法，还吸收了薛己一日之中不同时间分服补益肾脾药物的方法，成为其重要的临证特色。

（二）"乙癸同源观"

除了"脾肾为本观"外，李中梓还吸收了朱丹溪《相火论》的"肝肾之阴，悉具相火"以及"气有余便是火"的思想进行发挥，而产生了"乙癸同源观"。

如《医宗必读·卷之一·乙癸同源论》语曰："古称乙癸同源，肾肝同治，其说为何？盖火分君相：君火者，居乎上而主静；相火者，处乎下而主动。君火惟一，心主是也；相火有二，乃肾与肝。肾应北方壬癸，于卦为坎，于象为龙，龙潜海底，龙起而火随之。肝应东方甲乙，于卦为震，于象为雷，雷藏泽中，雷起而火随之。泽也，海也，莫非水也，莫非下也。故曰：乙癸同源。东方之木，无虚不可补，补肾即所以补肝；北方之水，无实不可泻，泻肝即所以泻肾。至乎春升，龙不现则雷无声，及其秋降，雷未收则龙不藏。但使龙归海底，必无迅发之雷；但使雷藏泽中，必无飞腾之龙。故曰：肾肝同治。[183]"认为生理上相火寓于肝肾之中，并从卦象上将肾喻为"坎卦、龙象"、肝为"震卦、雷象"，将龙潜海底、龙起火随和雷藏泽中、雷其火随等象进行了类比联系而将肝肾确定为"乙癸同源"的关系；之后又言明二者虚实补泻的关系，认为"补肾即补肝，泻肝即泻肾"，后又以"龙不现则雷无声，雷未收则龙不藏"这一说法指明肝与肾休戚相关、唇齿相依的紧密联系，说明疾病诊治过程中"肝肾同治"的必要性。这一认识即是对朱丹溪"肝肾之阴，悉具相火"的发挥。

后一段又云："余于是而申其说焉：东方者，天地之春也，勾萌甲坼，气满乾坤。在人为怒，怒则气上，而居七情之升；在天为风，风则气鼓，而为百病之长。怒而补之，将逆而有壅绝之忧；风而补之，将满而有胀闷之患矣。北方者，天地之冬也，草黄木落，六宇萧条。在人为恐，恐则气下，而居七情之降；在天为寒，寒则气惨，而为万象之衰。恐而泻之，将怯而有颠仆之虞；寒而泻之，将空而有涸竭之害矣。然木既无虚，又言补肝者，肝气不可犯，肝血自当养也。血不足者濡之，水之属也。壮水之源，木赖以荣。水既无实，又言泻肾者，肾阴不可亏，而肾气不可亢也。气有余者伐之，木之属也。伐木之干，水赖以安。夫一补一泻，气血攸分；即泻即补，水木同府。总之，相火易上，身中所苦，泻水所以降气，补水所以制火，气即火，火即气，同物而异名也。故知气有余便是火者，愈知乙癸同源之说矣。[183]"是从疾病发生及治疗的角度进一步阐发肝肾关系，认为因为精血藏于肝肾之中，所以凡是"愤怒伤气、气逆风动"不可以补发治疗，不然会导致"壅塞、胀闷"的疾患；而凡是"恐惧伤肾、寒凝气结"则不可用泻法治疗，不然会导致"癫狂、涸竭"的疾患；故而补肝应当从补肾着手才能"以水制火"；泻肾当从泻肝着手才能"泻水以降气"，这些就是李中梓立足乙癸同源观而总结的治法原则，是对朱丹溪"气有余便是火"一说的认识和发挥。

综上，是李中梓藏象观的两个突出观点——"脾肾为本观"和"乙癸同源观"，这两个对于藏象的认识指导了其在诊治疾病过程中对气血、精血等生理物质基础的认识[185]。而其对于脾肾及肝肾的阐发也从一定程度上是其"水火阴阳"思想的反映，如《医宗必读·卷之一·水火阴阳论》语曰："天地造化之机，水火而已矣。宜平不宜偏，宜交不宜分。火性炎上，故宜使之下；水性就下，故宜使之上。水上火下，名之曰交。交则为既济，不交则为未济。[183]"可知，李中梓认为水火阴阳的交错是生命系统维持正常的根本，故而火趋于上而应向下引导，水趋于下则应向上引导，促使水火阴阳交错则能"既济"，否则则是"未济"于生命不利。这种阴阳平衡、交错相生的理念可以说促进了李中梓脾肾并重及肝肾同治的思想产生[115]。

二、解析李中梓的藏象观的文化背景

时至明末，明代"寒温之辨"的医界学术争鸣也渐渐归于平静，李中梓的藏象观已然相对平和而逐渐脱离了不少医家对无形命门的追逐，转而立足有形藏府展开阐发。与赵献可类似，李中梓的医学著述也并非以说理见长，其立论精辟而主要围绕医学。然而进行理论难免需要借助文化说理工具，总结起来，李中梓藏象观形成的文化背景大致有二：

一是对于医学而言，为了救偏补弊，明代不少医家投身温补医学的研究而创立新说。李中梓亦不例外，如《医宗必读·卷之一·药性合四十论》语曰"今天下喜用寒凉，畏投温热，其故有二：一者守丹溪阳常有余之说，河间有热无寒之论耳"。便是针对时弊所发出论断。但及至明末，经由温补学派诸多医家的补偏救弊之举，当时医风理当为之一改，故而李中梓的言论认识亦趋于平和。如该文其后又曰"致《求正录》云：刘、朱之言不息，则轩、岐之泽不彰，诚斯道之大魔，亦生民之厄运也。其言未免过激，然补偏救弊，为后学顶门下针，良有深心也[183]"。已经对当时张景岳等医家救偏补弊的言辞有了比较清醒的认识[9]419，但又说"一者以寒凉之剂，即有差误，人多未觉，如阴柔小人，在朝廷之上，国祚已移，犹善弥缝。温热之剂，稍有不当，其非易见。如阳明君子，苟有过则人皆见之。致近代有激之言曰：吾为俗医计，与其用寒凉而误，彼此不知，杀人必多；不如用温热而误，彼此具见，尚可改图"。则以小人和君子比喻寒凉与温热之法，从情感上仍亲近温补方药而主张以温补为主，但态度和做法已经随着医学环境的改善而趋于平和执中[186]。

　　二是就社会文化环境而言，明代是理学大盛时期，但在李中梓的学说之中似乎理学痕迹并不明显，多数温补医家所倡导的"命门太极"之所以很少见诸于李中梓的学说中，有提到太极指出也不过是《内经知要》中有曰"心同太极，德契两仪"及"太极动而生阳，静而生阴，天主于动，地主于静"等，相对孙一奎、张景岳等以理学为依据而大行医理互参的治学方式，李中梓仅是借鉴，但其阴阳五行思想的运用，已经得益于理学的阐发而应用熟稔。其大为采用的方法主要是"象数"思维。"象数"思维原本是藏象理论形成发展的重要文化理论基础之一，也是历代医家阐发医理惯用的方式方法，如赵献可将命门君火喻为"走马灯"，孙一奎、张景岳以坎卦指喻命门，张景岳则大倡"河图洛书"及"五行生成数"等学。这一学说实际上分为"象"与"数"两个部分，简单来说是指人们通过数字把观察事物形象而总结的"物像"及观察事物功能、运动变化而总结的"意象"相联系起来进行推导演义，从而得出对于宇宙产生的认识及事物发生发展变化的认识。这一学说经由宋代理学奠基人之一邵雍的阐发而自秦汉之后又一次大行于世，自邵雍以象数之理为"先天学"发出"先天之学，心也；后天之学，迹也"的言论，及倡导"以物观物，性也"之说后，多有医家汲取这一思想到医学理论之中，如前述孙一奎、赵献可、张景岳等不仅常提出"先天、后天"之喻，还常借自然形象、人文习俗、卦象、术数等比喻人体，推导藏府生理等。李中梓亦是如此，他也汲取了邵雍的部分理论并结合医学首倡了"肾为先天之本，脾为后天之本"的观点，同时其论述中擅于以自然事物及卦象比喻藏府等，亦是一种"象数"思维的体现[187]，且突出以"象"论藏府之为主。

三、小结

综上所述，李中梓以"脾肾为本观"和"乙癸同源观"为其藏象观的主要特点。得益于理学理论的成熟，其在阐发医理时能熟练地以阴阳五行及象数学说作为说理工具论述其医学观点。但是，在我们看来，其并未深入执着于探究其中的哲学及逻辑关系，而主要是借以说明个人的医学体验；同时，时值明末，源于历代温补医家以新说救偏补弊，当时医界滥用寒凉的弊象已然平复，由此李中梓在汲取众多医家理论观点的基础上已经形成了偏于温补而趋向平和的医学特色，标志着中医学藏象理论在实践运用上的又一次进步[99]59。

第六章 清代至近代——中医文化变迁和寻求突破阶段

　　早在明代末期，以利玛窦为代表的一批欧洲传教士就已经进入中国展开东西方的学术交流活动。此时的中国处于封建社会晚期，资本主义萌芽已呈萌动之势，对西方主义的先进文明有了一定的社会需求。但直到清代初期，西方文化仍处于客人状态，为了更好地达到传播目的，汤若望、南怀仁等传教士努力地学习中国礼仪、文化知识以融入中国社会。他们的这一行为起到了良好的效果，不仅取得了士大夫阶级的信任，而且达到了传播西方文化、技术的目的。实际上，此时西方知识技术的影响力尚且有限，仅主要为统治阶级服务，未能真正形成气候，甚至在清朝闭关百年间处于停滞状态。始于雍正的闭关持续百年以后，直至鸦片战争爆发，中西方学术的宾主地位几乎颠倒，西方学术百年间厚积薄发，再凭借洋枪利炮堂而皇之地步入中国，令国人猛醒，才发现本土学术已经积弱不堪。包括中医学在内的大批学科在遭受冲击的同时，与外来学术也产生了碰撞交流 [188]20-21。

　　与此同时，明末清初的中国本土学术界已进入了全面总结的时期。尤以清代汉学为代表，以考据作为学术重心，以诠释经典、解读涵义、查证真伪的考据之学作为研究学问的主流方式方法。本来以顾炎武为代表的儒学家倡导的考据之学，发扬的是一种"疑古"精神，旨在通过考据还原经典本意，纠正宋明理学中空论浮谈、言纠虚无的学术弊端，同时提倡经世致用，以求真务实的精神从书中寻疑考据。但因后人学有偏擅，加之满清王朝日益高压的政策，导致清代中后期汉学兴盛，人人以考据为务，倡"以经证经、无证不信"，致使中国学术渐至嗜古考据、繁琐求证的状态，常为求证某字音律、偏旁、语义等细枝末节问题而旁征博引、不厌其证。这一学术景象以清代乾嘉学派最能代表，整个社会的学术风气由此沉沦僵化、脱离实际。然而不可否认的是，这一学术气象仍有可取之处，其产生了大量的学术成果，同时也对当时的中医学理论产生了影响和触动[166]193-197。

基于以上两种文化发展交织，清代至近代，中医文化的发展缓滞，步入总结和反思阶段，同时在与西方医学文化的碰撞中努力寻求突破；同时，藏象理论发展处在一个复杂的社会背景下，故而其新的理论进展和观点认识往往极富争议性，显示出萌发的科学意识和传统文化认识交织碰撞、尝试融合的特点，我们以清代医家王清任及清末民初医家张锡纯为代表，浅析他们的藏象观特征及其中的时代文化背景烙印。

第一节　王清任的藏象观及其文化背景

王清任堪称中医学历史上一位伟大的实证家，与前人侧重以文献考据、临床验证及药物采验等方法不同，王清任大胆地通过解剖观察来奠定个人的藏象观乃至医学理论基础。花了四十余年时间到义冢、刑场进行尸体解剖观察，访问熟知死人的领兵官员，通过一系列前无古人的新的实证方法对藏象理论进行了研究探讨，并最终著成《医林改错》一书，配以大量图谱及解说来纠正古人对脏腑认识上的不当之处。尽管经由这一实证方法得到的诸多结果并非具有正确的医学意义，且其许多所谓纠错实际上不仅违背古人原意，更是与实际情况有所出入。他的医学观察受限于当时的科学认识和技术手段，错误在所难免。但不可否认的是，他的许多医学观点至今仍对临床有一定的借鉴意义，他的研究成果也对藏象理论的发展有着积极意义。

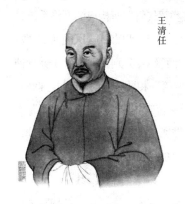

王清任

王清任，清代医学家（1768 — 1831）。字勋臣，直隶玉田（今属河北）人，邑武庠生，又纳粟得千总职。年青时即精心学医，并于北京开一药铺行医，医术精深，颇噪于一时。因其精究岐黄，于古书中对人体构造与实际情况不符，颇有微词，并敢于提出修正批评，其革新精神甚得好评。尝谓"著书不明脏腑，岂非痴人说梦；治病不明脏腑，何异盲子夜行"，故精心观察人体之构造，并绘制图形，纠正前人错误，写成《医林改错》。

一、王清任的藏象观

诚如王清任的名言"自恨著书不明脏腑，岂不是痴人说梦；治病不明脏腑，何异于盲子夜行"所言，历经艰辛，躬查血肉的解剖实践带给王清任的认识和见解是深刻震撼的，不论是对中医学还是中国学科来说，他的发现均有着划时代的意义[189]。总体来说，王清任的藏象观主要由以下几个方面构成。

（一）气府观

在《医林改错》的《会厌、左气门、右气门、卫总管、荣总管、气府、血府记》篇中，王清任描绘了自己对于气血运行的认识，提出了"气府"的概念。他认为，"气府"处于人体腹腔之中，围绕小肠，是维持人体生理运转的官窍，为汇聚元气的地方。生命活动的正常运转依赖"气府"贮藏的元气，而元气则凭"卫总管"输布到全身组织官窍，故而"气府"是生命动力的源泉所在。同时，"卫总管"向全身输送元气构成了各种"气管"，也就进而形成了身体气、津液等物质运行的网络系统。各种重要脏器之间的功能协调及相互联系正是基于各类"气管"所构成的网络系统，如直接从"卫总管"分支而出的通"心"之"管"和直抵会厌的两支"左右气门"；"通连两肾"贯通"腰"部的"两管"；分别向两肩及手臂延伸而联通"背心两边"的"两管"与"腰下两管"相通，进而又通过"两胯"联系下肢；在"腰上对脊正中"还有"十一短管连脊"；腹下"一管"贯通通"男子之精道，女子之子宫"。除了贯通主要脏器的"气管"以外，上述著"管"分支有通"头面之气管""两手之气管""两足之气管"等遍及全身。由此，"气府""卫总管"、主要"气管"及其分支的"周身气管"共同构成了联系整体生理组织官窍的结构，通过这一结构来为全身输载元气而使人能实现"手握足步、头转身摇、用行舍藏"等生理功能。

（二）血府观

《医林改错》的《会厌、左气门、右气门、卫总管、荣总管、气府、血府记》《脑髓说》及《气血合脉说》等篇章中，王清任屡次澄清气血贮藏及运行的不同部位和渠道，并形成了"血府"的概念。他认为："心""卫总管""气管"是行气的脏腑组织，"其中无血"，不然则"血归气府，血必随气而出，上行则吐血、衄血；下行则溺血、便血"，由此厘清了个人对于气血运行的认识，并引入"血府"等概念。在王清任看来，"血府"与各级"血管"才是贮藏和运行人体血液的部位，而"血府"位于"人胸下膈膜一片，其薄如纸，最为坚实。前长与心口凹处齐，从两胁至腰上，顺长如坡，前高后低，低处如池，池中存血，即精汁所化，名曰血府"，"血府"的作用就是"存血"及"行血"。同"气府""卫总管"一样，"血府"也要通过"荣总管"及其分支构成的网络系统向全身输布血液。"荣总管与卫总管长短相等"位于"卫总管之前"，具有"相连而长，粗如著"形质特征。也如"卫总管"分支，"荣总管"又分支为周身血管而"散布头面四肢，近皮肉长"，其中的血通过"渗于管外"来发挥濡养机体、柔润筋骨、生长肌肉等作用。综上，"血府""荣总管""周身血管"构成了联络全身的血液营养组织，"血府"与"气府"共同协同作用，维系人体健康。

（三）代谢观

《医林改错》的《津门、津管、遮食、总提、珑管、出水道记》反映了王清任对于水谷饮食代谢消化的认识。他认为，水谷饮食进入胃腑之后，水谷精微、水液及糟粕通过三条不同的途径进行消化、吸收及代谢。其中的精微物质"精汁"由"津门"流出进入"津管"，"清者"直接"入髓府化髓"，"浊者"则"入血府，随血化血"，构成营养机体的基础物质。而水液部分也由"津门"进入"津管"，之后"从肝中间穿过入脾"，又通过"脾"中"珑管"向两边分流进入"出水道"，最终"出水道渗出，泌入膀胱，化而为尿"。其余剩余部分则自幽门进入小肠，后依靠"气府"中所存元气的气化作用而"化粪入大肠，自肛门出"，这是王清任对于水谷饮食消化代谢的认识。

此外，在《脑髓说》篇中王清任还详述了"灵机在脑不在心"的观点，亦是其通过实践观察和分析所取得的认识。总体来说，王清任的藏象观主要是建立在实体解剖观察的基础上，其对于"血府、气府"及代谢的观点均基于对实体脏器解剖观察而形成的，总体来说他依据气血运行及水谷的消化代谢为线索而形成了上述新颖的藏象观点，同时还根据观察所得绘成图谱为直观证明（如图6-1、图6-2、图6-3）。随后，王清任在这些观点的指导下

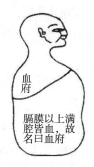

图6-1 王清任绘血府图

注：王清任注曰："膈膜以上，仅止肺、心、左右气门，余无他物。其余皆膈膜以下物人身膈膜是上下界物。"

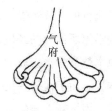

图6-2 王清任绘气府图

注：王清任注曰："气府，俗名鸡冠油，下棱抱小肠。气府内，小肠外，乃存元气之所。元气化食，人身生命之源全在于此。"

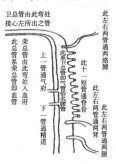

图6-3 王清任绘卫总管和荣总管图

注：王清任认为上图粗大带棘者内部为卫总管，荣总管附于其前方。

进行了临床实践，尽管其中的许多观点不免粗陋，但经王清任的进一步临床验证，围绕上述观点产生的一系列方剂至今仍具有较高的临床价值[190]。

二、王清任的藏象观形成的文化背景

王清任生活及进行学术研究的时期，正是乾嘉学派发展的隆盛时期。如前所述，乾嘉学派治学崇尚考据，尽管发展到后来有偏执的繁琐考据之风，但其治学精神的"疑古"特征仍有一定的积极意义。王清任正是受到这一"疑古"风气的影响，而大胆地对旧有藏象理论展开了批判和纠正。然而所幸的是，《医林改错》并没有延续当时学术界流行的"尊经崇古，以经证经"做法，反而继承并贯彻了顾炎武等儒学家所倡导的经世致用精神，以实证的方式运用到医学研究之中。原本乾嘉学派崇尚的考据之风的目的在于纠正宋明经典，以还原经典本旨。而王清任一反常态地运用解剖学方法从根本上向经典发起了挑战，用标新立异的研究方法突破了高压重重的封建思想枷锁，为藏象理论的研究带来了一股清新之风。

总而言之，王清任的藏象观形成于"疑古"学风的背景之下，其个人运用了当时普遍流行的考据方法，在医学研究中不拘一格、大胆地进行解剖观察，堪称中国医学史乃至科学史上自然科学意识萌发的代表人物。但不幸的是，这种科学精神萌发的背景也恰好是清代闭关锁国时期，故而几乎无从考证西方学术对于王清任医学思想的影响。当时的西方科学已然在厚积薄发的开拓进展之中，而缺乏西方医学启迪的王清任，其所形成的诸多观点难免陋误粗简而被后人诟病。且随着西学大肆传进，西方相对成熟的解剖认识亦在一定程度上掩盖了《医林改错》的学术价值和历史意义。而不可否认的是，王清任建立在一定解剖认识上的学术观点尽管原始，但经过他在临床过程中的实践和凝练，仍留下诸如"血府观"及其相关系列方剂等对临床具有指导意义的理、法、方、药。

第二节 张锡纯的藏象观及其文化背景

如前所述，自鸦片战争以后，西
方学术俨然以主人公的姿态抢入中国
地域。而历经百年闭关锁国的中国经
战争的肆虐而猛醒，普罗大众意识到
本土的积弱与落后，遂如久旱逢甘霖
一般吮吸和拥抱来自西方学术的清新
气息[166]193-197。此时，中国本土的学术
态度大抵分为三种：一种是仍固守本土
学问而不屑于西方知识；一种是极力崇
仰西方学术而摒弃本土学问；还有一种
则是力图在西方学术的倾轧冲击下致
力于本土学术的救亡图存，尝试中西学
术之间的交流融合、互相印证。在此背
景下，以张锡纯、朱沛文、唐容川等为
代表的医家开始了中西医学汇通的尝
试，包括藏象理论在内的诸多中医学理
论又一次发展嬗变，其中又以张锡纯的
观点最具有代表性[11]。

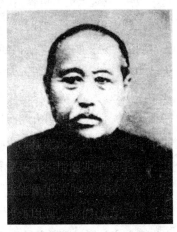

张锡纯（1860 — 1933），中国医学家。
中西汇通派代表人物之一。字寿甫。河北
盐山人。出身于书香之家，自幼读经书，
习举子业，两次乡试未中，遵父命改学医
学，上自《黄帝内经》《伤寒论》，下至
历代各家之说，无不披览。同时读了西医
的一些著作。1911 年曾应德州驻军统领
之邀，任军医正，以后任过立达医院院长、
直鲁联军军医处处长等职。

一、张锡纯的藏象观

难能可贵的是，张锡纯治学研究始终能够忠于中医而以西医为参
考，因此其诸多观点并没有彻底抛弃中医学思想，仍以中医经典为宗旨，

与西医学思想相印证形成了如下的藏象认识[191]。

（一）心脑的神明体用观

自明代以李时珍、李梴等医家初步提出"脑主神明"之说以后，后世王清任等医家多认可这一说法，张锡纯却以中西互参的方式探讨这一说法，其观点更为包容。在《医学衷中参西录·第五期第一卷》的《论中医之理多包括西医之理沟通中西原非难事》中张锡纯便探讨了"脑主神明"之说，如有言"《内经》脉要精微论曰：'头者精明之府。'为其中有神明，故能精明；为神明藏于其中，故名曰府。此西法神明在脑之说也。《内经》灵兰秘典曰：'心者君主之官，神明出焉。'所谓出者，言人之神明由此而发露也。此中法神明在心之说也。盖神明之体藏于脑，神明之用发于心也。如必执定西说，谓心脏惟司血脉之循环，于人之神明毫无关涉者，可仍即西人之说以证明之"。认为实际上西医主张的"脑主神明"之说已经被涵盖在中医的说法之中，因为《黄帝内经》已有了"头为精明之府"的言论。随后他有言："西人生理学家勿阿尼氏研究灵魂之结果……其所谓各细胞中，其色浓紫、质不透明者，明明非灰白色之脑质髓与神经细胞可知矣；明明指循环系中之有色血液细胞更可知矣……心即为血液循环器之主，即可为细胞之主；而在保护细胞之性灵，自当以心为中枢。即西人之说而深为研究，与《内经》所谓'心者君主之官，神明出焉'者，何以异乎（此节采时贤蒋壁山氏说）。"张锡纯借鉴西方关于灵魂、细胞及心脏输送血液以营养全身等说法进一步又将"神明"与心相联系，再一次以西医学说法印证中医学，进而确立了"神明藏于脑而发于心""人之神明原在心脑两处。神明之体属于脑，神明之用发于心"的观点，使脑和心形成了体用的关系。尽管张锡纯所采撷的西医学观点有落后和不实之处，但仍不可否认其心脑神明体用观的理论价值。

（二）经脉循行映合心肺循环观

《论中医之理多包括西医之理沟通中西原非难事》中还将经脉循

行与心肺循环进行了印证，如有言曰"西人谓人身有血脉管、微丝血管、回血管。血脉自左上心房转落左下心房，入于血脉管……然此理固寓于扁鹊《难经》中也。其第一节云：'十二经中皆有动脉，独取寸口以决五脏六腑死生吉凶之法，何谓也？然（答词）寸口者，脉之大会，手太阴之动脉也……脉行五十度，周于身，漏水下百刻。荣卫行阳二十五度，行阴二十五度，故五十度复会于手太阴寸口者，五脏六腑之所终始，故取法于寸口也。'……西人谓左右心房各有二，是心之体原四孔。而《难经》谓心有七孔三毛……盖人之心房虽只有四，而加心下血脉管及回血管与心相连之处；则为六孔矣。至心上血脉管、回血管与心相连之处，似又加两孔而同在一系之中，故古人仍以为一孔，是共七孔也。此言心之孔虽有七，所易见者只有四孔，其余三孔则如毛之微细而不易视察，所谓如毛之微细而不易视察者，实指血脉管与回血管连心之处而言也"。表明张锡纯认为西方医学的心肺循环之说原本在《黄帝内经》中已经提出，只不过中医以经脉循行进行阐发，同时中医学对于心脏的描述亦与西医学的认识吻合，由此形成了经脉循行映合心肺循环的藏象观。在后学者看来，这一认识尽管较为新颖，且成为后来经络实质研究者的切入角度之一，但难免有牵强附会之处。

（三）肝左脾右功用观

张锡纯结合气化功用的思想阐发肝脾的生理功能、位置意义，如其说"中说谓肝左脾右，西说谓肝右脾左，此又中西显然不同处也。不知肝右脾左之说早见于淮南子……《难经》曰：'肝之为脏，其治在左，其脏在右胁右肾之前，并胃，著脊之第九椎。'……夫肝在右，脾自当在左矣。而医学家仍据肝左脾右以治病者，诚以肝虽居右，而其气化实先行于左，故肝之脉诊于左关。脾虽居左，而其气化实先行于右，故脾之脉诊于右关……可以西人生理学家之言征之……西人生理学家言，脾固居胃之左方下侧。然其与胃通也，乃从脂膜相连处右行……

乃从脾静脉右行,开口于肝门静脉,输送红色血球中之红色铁质于肝脏,为造成胆汁之料;其上与肺通也,乃右行假道于胃膜以入于十二指肠;其与周身通也,乃从脾动脉右行,开口于大动脉干,输送白血球于毛细管以达于身体内外诸部,无所不到。是脾之本体虽居于左,而其功用无不在于右,是则谓脾居于右,谁曰不宜。如肝固居于腹腔之右侧上部,而其吸收脾与胃中之血液以营提净毒质之作用者,乃由肝门静脉之大血管向左下方吸收而来也;且其既已提净之血液,乃由肝静脉之血管从肝脏之后缘而出,开口于大静脉,向左上方入大静脉干以达右心室,是肝脏血液循环之机能皆在于左,是则谓肝居于左谁曰不宜(此节采时贤蒋壁山氏说)"。不仅言明了中医学对于肝脾的位置问题早在《难经》已有定论,更进一步结合了西医学肝脾功能得以实施体现的生理部位及其作用阐明中医学一贯主张的"肝左脾右"说法,旨在阐明肝脾功能作用的体现部位,从而力证"肝左脾右"之说,形成了肝左脾右的功用观。我们认为,正是基于这一对肝脾功能体现位置的认识,之后张锡纯在进一步总结肝胆功能时才格外注重肝脏的气化作用,从而突出了肝的功能,并由此总结出"肝主气化论"以指导临床上"气虚欲脱"证的诊治,产生了一系列"敛肝救脱"的治法方药。

(四)肾主生殖观

张锡纯认为,西医学所主张的肾仅代谢水液的说法有片面之处,如言:"西人则谓肾脏专司漉水,与生殖器毫无关涉。此又中西医学显然不同处也……夫中医之论肾,原取广义,非但指左右两枚也。今西人于生理学研究功深,能悟副肾髓质之分泌素(即自命门分泌而出与督脉相通者),有迫血上行之作用,名之曰副肾碱,是悟肾中真火之用也。又悟副肾皮质之分泌素(即自胞室中分泌而与任脉相通者),有引血下行之作用,名之曰确灵,是悟肾中真水之用也。既悟得肾中真火真水之作用……"将西方医学研究中的肾髓质、肾皮质分泌的体液激素作用与肾脏生殖作用相互印证,从侧面证实了肾主水液的同时亦主司生殖的观点，同时还认为肾脏是一身生理活动的动力源泉。这一观点同样为后学者作为肾脏实质的研究内容，有一定的启示意义，但我们认为，这一观点本身仍符合中医认识，但这种机械还原的思想却在某种程度上违背了原本藏象的整体观、系统观。

综上，是张锡纯医学思想中较为突出且具有临床指导意义的藏象观点。此外，他对于膜原、三焦、先后天气海等中医学藏府相关概念亦结合西医学加以阐发，均有不少独到新颖之处，就不再赘述。需要注意的是，张锡纯始终保持中医学藏象理论传统学说的核心内容，仅是借用当时日趋成熟但尚处发展中的西医学诸多说法印证支持中医学观点，这对于中医学理论的传承发展有着重要的积极意义，其中许多观点尽管受时代限制而略显粗陋，但仍对后学的研究有着重要的启示意义。值得一提的是，正是张锡纯能立足原本中医学理论基础而创制新说，使得其处方用药不离辨证本色且更具实效 [192]。

二、张锡纯的藏象观的时代文化背景

张锡纯生活的时代，西医学已经大举进入中国，教会医院林立。随之西医教育系统传入，从而西方的医学理论、医疗技术、医学教育思想及研究方法亦引入国内。客观而言，这些西方医学内容的引入对我国本土医学及教育体制的产生和确立产生了极大地促进和推动作用。张锡纯的医学思想也深受西方医学影响，他最为突出的治学精神有两个方面：一是对药物性质的实证研究，二是大量细致的临床观察。其作《医学衷中参西录》中便记录了大量药物性味功用的实际体验及围绕真实病历记录形成的医论医案。同时，张锡纯大量采撷西方医学观点来印证中医学理论，可见西医学理论知识当时在中国影响的深广。其从医过程中，开办中医医院及函授学校亦与西方医学体制的影响不无关系 [188]29。

总体来看，西方医学大行其道的解剖学相关知识成了张锡纯创制新说的重要知识基础，他不仅肯定了西方医学实证研究的先进性，也认为西医有着局限、片面性，从而在没有否定和打乱中医学理论核心的基础上初步尝试了中西医学生理、病理内容的汇通。在这个过程中，张锡纯始终保持了中医学精专临床的精神，其所说所论皆有验于临床，故而他的理论学说、认识观点至今仍有重要的临床价值和借鉴意义，并有不少内容成为现代研究藏象理论的切入点和思考角度。

第七章　藏象理论现代研究的反思

　　新中国成立以后,西方科学在世界范围内引领学术风潮,以自然科学为主流的思维方法渗透到各个学科的研究领域,同时,西方关于社科、人类、文化的研究认识和思维模式亦随自然科学涌入中国。这一思潮和氛围一方面促进了国内诸多学科的发展,另一方面却也逐渐影响了人们对中国传统文化、传统医学知识等本土学科的看法。一股崇尚西方研究方法的潮流至今经久不衰,虽然在一定程度上促使我国工业文明迅速发展,各类产业日益发达,但包括中医学在内的一系列本土历经千年而行之有效的技术方法却受到了相当强烈的冲击。

　　所幸的是,历任国家领导始终能清醒地认识到我国本土原创医学的魅力和价值,始终能从政策导向上保护、鼓励和指导中医学发展。在这一背景下,国家制订了积极发展中医药事业的相关政策以及中西医结合方针。于是,国内大批专家、学者对于包括藏象理论在内的中医学理论开始了广泛的研究。当然,在研究初期更多的是运用主流的、先进的自然科学及其他现代科学方法来研究藏象理论,使藏象理论的研究凭借日益成熟的科技手段和丰富的科研方法打开了新的研究局面,并逐步深入广泛。早在上个世纪60年代左右,在研究推进的初期,中医学理论方面便取得了一系列的研究成果,如1959年上海以临床实证为基础,着手展开对藏象理论中"肾"藏物质基础的探讨与研究;1961年由上海中医学会编著《藏象学说的理论与运用》一书,宗以藏象理论的传统学说而结合临床实践著述，成为建国后第一本围绕藏象理论撰成的著作；还有 1962 年，以湖北中医学院第二届西医离职学习中医班名义在《人民日报》上发表的《从脏腑学说来看祖国医学的理论体系》一文，首次提出藏府理论作为中医学理体系的核心问题，见解独到、意义深远，许多观点至今仍被医学界所争论探讨。概而言之，自新中国成立以来，藏象理论的相关研究主要取得了四个方面的进展：一是藏象概念逐步达成共识，趋向成熟稳定；二是藏象理论结合临床的实证研究屡获突破；三是对于藏象解剖学基础的研究取得了一定进展；四是对藏象理论思维模式的不断探究。

第一节　藏象理论的现代研究现状及进展

与清代至民国懵懂落后的科学意识和匮乏的技术手段不同。自新中国成立以来，藏象理论作为中医学的核心理论、知识基础，在得到中医学界内外高度重视后，得以凭借先进的技术手段及更为客观、科学的认识而得到深入研究。在中医相关的科、教、文、卫等不同领域，藏象理论在文献整理方面、自然科学研究、思维模式解读、临床实践验证等方面均取得了一定成绩，有所突破，且增加了不少新的研究角度和理论认识。主要成就包括：

（一）藏象概念逐步达成共识，趋向成熟稳定

通过近代学者不断地梳理历代文献，结合实践不断探讨，目前关于藏象概念的认识已经逐步在业内达成共识。如以孙广仁教授观点为例，他曾在文章《藏象的概念及其生成之源》中认为，目前公认的"藏"之内涵指两个方面 [14]：一方面为脏器之义，即实质的器官，也就是说属于"形藏"；另一方面指"气藏"，即非实质的器官，而是指人体气机升降出入变化而呈现得不同状态。而"象"有三种涵义：一是内脏的实际形象；二是内脏反映到外部的生理病理征象；三是内部以五

藏为中心形成的系统与外部自然相互呼应的现象，也就是通过类比两者而获得一种比象。目前，孙广仁教授所阐述的藏象理论涵义是业界普遍认同的。如盛岩松等学者亦持有类似观点[15]，认为首先藏府藏于体内是谓"藏"，即指文中心、肝、脾、肺、肾、胃、大肠、小肠、三焦、膀胱等器官；同时他也认同"藏"涵义有两方面：一指"藏器"，二是指"气藏"，与孙广仁教授所持观点相同；而"象"指外面可见的藏府功能征象，即原文中描述的脏器的"其华""其充"等表现，为"藏之象"，且临证中重视"象"，故而古代注家王冰、张介宾对"藏象"仅注解"象"之含义。而在"象"的涵义上，学者王颖晓的观点与孙广仁教授几乎一致，同样认为藏象之象有3个方面的意义[16]：首先指的是藏府具体形态结构，即是形象之意；其次泛指一切外部可见的或可感知的现象与征象，即外表可见到的藏府生理功能、病理变化征象；第三是指古代哲学的思维方式，是想象、取类比象的意思，将藏府与大自然的四时阴阳五行进行类比产生的结果。此外，目前多数学者已经能够客观区分"藏"与"脏"，从概念的角度为藏象的研究提供了更多空间。由此可见，藏象概念目前逐步达成共识，趋向成熟稳定。

但具体到藏象理论相关的具体内容上仍存在一定分歧，如本世纪初曾掀起的"心、脑主神明"之说、历代医家必论的"三焦形质"之说以及"命门学说"等，多有各执一词之时，有待进一步研究。

（二）藏象理论结合临床的实证研究屡获突破

藏象理论的临床研究与辨证论治的研究是息息相关的，因为多数证型是围绕藏象的，如心肾不交证、肺脾气虚证、肝郁脾虚证、脾肾阳虚证等。随着研究的不断深入，以藏府辨证为核心的临床证治体系得以不断完善，主要通过两种方式进行研究。

一是临床研究：如"病证结合诊断标准化研究"中，黄柄山教授等对肝郁气滞证的临床表现、病因、病理特性及实验室指标进行了深入广泛的研究，得到了相对可靠的研究结果。张珍玉教授对肝郁证有了进一步深入研究及发挥，在《中医学基础》中提出了肝气、肝郁证的不同临床表现和治则方药。乔明琦教授以肝失疏泄为核心，通过研究确立了"肝气逆""肝气郁"的证候诊断标准，并从理论基础到临床实践、从独立个体到广泛人群、从宏观到微观展开了一系列研究，并取得了显著的成果[193]，还有应用相对客观监测指标对证候做出定量诊断的证候实质研究及通过病证结合模型对病因、致病机理等的临床试验研究等，均是围绕临床展开的藏象理论研究。

二是实验研究：近年来，动物实验研究已成为医学研究的主要方法，通过对动物模型的塑造，制作与中医证型相关的动物病理生理模型进行基础研究，特别是如心血瘀阻证、脾气虚证、肝郁证、肾虚证等证型的研究方面取得不少进展。以肝郁证为例，上个世纪70年代末，通过四氯化碳及艾叶等中毒法制造了"肝郁"大、小鼠模型，上个世纪80年代初，原湖南医学院附院通过检测该"肝郁脾虚证"患者的临床指标，成功复制大鼠模型，进行了一系列关于治疗方药作用机理的实验研究，完成了"肝郁脾虚证"的系统研究[194]。总体来说，借助现代技术及先进科研方法，藏象理论与临床结合的实证研究屡屡取得突破。

（三）藏象解剖学基础的研究取得了一定进展

通过解剖观察等研究，对藏象的解剖学基础及其与实体脏腑之间关系的认识研究取得了一定进展。如对于藏象理论与解剖学关系的认识：白云静等学者在《从五行关系探讨五藏互藏理论》一文中认为中医学的藏象学说并非将解剖形态学作为主体理论基础，而是完整地概括了人体生理、病理、病证，每藏涵盖多个系统和功能的含义，且系统之间共同作用行使功能[17]；而学者孙尚拱从藏象理论的形成探讨藏象理论生理解剖基础的意义，他认为三个因素导致了藏象的形成，一定程度的解剖知识、观察生理及病理的现象和古代哲学思想，其中解剖学认识是藏象理论产生的源点，而以象为主把握藏的内涵，是中医藏象理论的主导思想[18]。还有从藏象与脏腑关系方面展开的探讨：如学者王东坡认为藏象学与脏腑学不能画等号，藏象之五脏是以心、脾、肺、肾、肝为代表而形成的五大功能系统并以此为理论工具说明和指导临床辨证与用药，经由数代医家总结经验，以形成较为完整的系统并有效指导辨证与临床[195]；杨洪军等学者则认为中医学理论的核心是藏象学说，究其根本，藏象是研究人体一系列生理结构和功能联系的思维模型，它追求本质而忽略形质，通过这种思维模型来推演生命活动，是实用且科学的[196]；而学者郭海认为中医基础理论的基石就是藏象理论，而藏象是建立在脏腑功能上的推理演化，脏腑与藏象概念不同，脏腑主要指解剖器官，而藏象是建立在解剖脏腑的基础上的系统功能[197]。这些认识和思考的角度在一定程度上指导了藏象理论解剖学基础的相关研究，从目前研究的成果看，藏象理论涉及系统、功能及外在表现的理论知识，已被发现在许多内容上与实质脏腑功能是相互照应的，在一定程度上与机体的血液循环、神经体液调节功能、免疫系统功能、微量元素等均存在联系，从解剖学、生物学等角度逐步印证了藏象理论许多整体系统的功能概念。这些突破在一定程度上推动了藏象理论在自然科学界的认可。

（四）对藏象理论思维模式的不断探究

藏象理论独特原创的思维模式一直是研究热点，也愈发在世界范围内得到认可和重视。如一些学者从黑箱理论的角度理解和探讨藏象理论的思维模式，产生了许多认识和理解中医学理论的新观点，如学者刘可勋认为，在古代条件下，是不可能直接了解藏本身的生理功能和病理变化的，于是就只得采用类似现代控制论的"黑箱"方法来推测，即通过人体表现于外的"象"来推知"藏"的功能变化，从而形成了中医学的"藏象"理论[19]；还有王米渠等学者认为藏便是藏于体内的脏，从外面不能看到，藏具有脏器之意，而象就是指是外部可见的现象、形象，是推断预测的征兆，藏象就是用可见事物研究不可见事物的方法，与现代黑箱理论类似，且藏象学说强调的是实体脏器和功能系统的组成，不可有所偏颇[198]；学者钱丽认为当不能或不便直接观测内部结构时，可通过外部进行认识，是一种黑箱的状况，当人们对于客观事物未能深层次地解剖内部细节，尚不清楚其内部详情时也是黑箱，故而黑箱方法是通过考察对象的输入、输出及其动态过程来研究对象的行为、功能等特性以探测其内部结构的科学方法[199]。诸如此类，一系列关于藏象理论思维模式的研究涉及了黑箱理论、控制论、系统论等，这些认识和看法逐步影响了业内外诸多学者。藏象理论独特的整体思维、系统视角在解决复杂性问题上更具优势，故而其思维模式引领着现代学者的思考和探究，逐步引导人们反思和改进西方工业文明时代以来带来的简化的、线性的科学思维。

除了上述研究现状和进展以外，目前利用数据挖掘技术，结合现代分子生物学、遗传学、统计学、流行病学、中西医比对研究等方法也取得了一定的进展并提供了新的思路与角度，就不再赘述。

第二节　藏象理论现代研究的反思

不可否认，现代藏象理论的研究成果丰富。但我们认为仍存在一些缺憾和疏漏。如白鸿等学者指出了目前藏象研究的局限性：传统思维方式缺失；盲从现代科技，忽视根本而轻视思维，轻视继承而专重革新等[5]。此外，对于藏象研究中出现的问题，学者章增加还指出，尚存在学术概念混淆、逻辑缺失或矛盾、形态与功能不统一、理论脱离实际、不能客观揭示藏象理论本质等问题，并据此提出了三条建议，一是重视中医文化研究，中医学本身深受古代哲学思想影响，具有鲜明的社会科学属性和传统文化特色，二是运用发生学阐释藏象理论，还原藏象理论到产生的历史背景中去，三是研究藏象，必须梳理其形成理论的思维模型和认知途径，抛弃形态学对藏象功能的研究，建议脏改为藏，立足功能阐述藏，立足形态阐述腑[200]。

上述这些对于中医藏象理论研究中存在问题的发现与探讨，正与我们的观点契合，也是我们努力的方向。多位学者已经明确指出了文化差异、传统思维模式的缺失已经成为中医藏象理论乃至其他中医理论研究难以跨越的障碍，诚如王琦教授在《论中医理论的特质与路向》中提到：从世界观和文化的角度来看，西方文化的问题意识和思想旨趣基本上生成于西方人特有的生命历程，它的审视和追寻的方向也主要是西方人特有的生命经验，中华民族的生命历程、生存境界、对世界的认识方式和理论体系，具有我们的特殊性；我们必须拥有自身的主体理论去回答和解决生命现象、健康和疾病的防治问题，我们必须实现"思想自我"，主宰自己的命运，寻求未来发展的道路。不同的文化造就了不同的社会，也同样造就了不同的科学[201]。由此可以看出从文化角度进行藏象理论的研究是必要和迫切的。此外，学者任秀玲还指出，提出问题到解答问题的过程形成了理论，人提出理论是为了解决对经验事实的解释，为了回答现象的成因，通过揭露现象而产生了普遍规律和因果性机理，从而说明了在某种条件下，因为某定律作用而产生某现象。中国拥有自己独特的传统文化，而诠释现象的理论依托于语言文字进行描述[30]。故而不能够掌握文化工具则不能够客观、准确、全面地研究中医学理论。

小 结

中医药文化深深植根于中国古代哲学思想，是应用古代哲学思想获得最佳效果的学科之一。同时，中医药学又在具体实践运用中折射和升华出不少宝贵的哲学思想，它既体现了中国传统哲学的内涵，又很大程度上丰富了中国传统哲学的体系，因此中医学是中国传统文化应用于实际、应用于科技的典范[202]。世界卫生组织曾这样做出评价"中医药是世界传统医药的榜样"，而学习中医的重要助力、主要辅助工具就是中医药文化以及中国传统文化。由此可见，全面、系统地从文化入手进行中医药研究是一件时不我待的事情。

　　王旭东教授谈到文化研究作为文献的拓展时指出：对古代文献中的思想、理念、规制、方法等内容进行发挥，善于归纳、敢于总结、勇于拓展，在坚实的研究基础上，说出古人想说而说不出的话；以现代新学科中的思想、理论、方法、技术翻译古籍中的科学素材，指出古人因时代条件所限而沿袭下来的错误，实现文献研究领域的功能嬗变，亦即从古典文献的内容中"化出"学术精髓，再以新的语言文字、篇章结构予以表述，使中医文化得以凤凰涅槃、浴火重生，出"神"入"化"[203]。一语道明了作者的任务和目标。而郑晓红教授提出的中医药文化研究路径为我们课题的研究方法提供了可以借鉴的模板：一是从历史、时代、世界视域研究凝练中医文化的核心价值，通过对古今文献中的思想、方法、历史人物、案例进行收集、分类、归纳、处理，研究其中的文化要素、背景因素、支撑因素、触发因素、推动因素，梳理中医文化、中医思想传承的特点和发展的脉络，明确中医文化核心价值的历史选择；二是从时代、世界视域进行跨学科、超国界的研究调查，探究当代人所认同的中医文化的核心价值，通过国内外现代文献研究，国内外中西医师、学者、城乡居民、学生等各类人群的调查访谈，探明当代国人、世界人民对于中医文化的选择和认同，厘清本源，探讨经历了时空的筛选，积淀为中医文化的精髓，成为中医文化的核心价值；三是中医文化多元核心价值逻辑关联归纳性研究，展现体系；四是实用价值，思想价值，社会价值，教育价值，道德价值及深入研究[204]。由此，我们从文化角度入手研究藏象理论，以期能够进一步推动藏象理论研究的溯本求源。

第八章 藏象理论的文化思考

通过以藏象理论的历史演化进程为线索，以围绕藏象理论阐发医论及创制新说为突出学术行为的主要医家、医著为案例，详细研究对藏象理论形成发展产生影响的文化哲学思想、社会主流思潮、疾病谱改变等现实需求、医学自身学术发展要求等一系列文化因素，本书得出结论如下：

一、文化推动了藏象理论不断地发展演化，文化使藏象理论能始终保持内核特质

通过对藏象理论相关的文献进行系统地梳理，我们发现，藏象理论的知识内容并非一成不变，而是随着社会时代的改变、人民需求的不同、文化技术的演变而不断地发生变化、产生新说。据此，我们认为，医学理论是指导医学行为的基础知识体系，而医学行为的产生必然是与大众现实的需求密切相关，同时，包括疾病谱改变等大众现实医学需求的发展变化也自然与社会境况、人文背景、生产水平等因素息息相关，这些因素交织互动成为文化现象，共同触动医学行为为适应需求而发生改变，进而促使医学理论的演化发展。因此，藏象理论的知识内容务必会随着时代的变迁而不断发生变化，我们正是立足上述一系列文化现象而研究藏象理论。

同时，我们还认为，藏象理论的演化发展与医学思想中孕育于传统哲学思想文化的整体观、恒动观是息息相关的，正是因为对这些思想根源的认识，使得中医学者善于因时、因地、因人实施诊治方法，善于相时而动地把握疾病动态，也就进一步促成了包括藏象理论在内的中医学理论的包容性和自适性，从而藏象理论不仅能随时代变迁而产生新说，同时其原本就具有汇集"天文、地理、人事"的宏丰知识内容，总能启发后学、衍生新说，从而使藏象理论在发展演化过程中又始终能够保持理论内核特质而不被后学者完全扬弃，最终也就形成了我们今天看到的内容丰富、体系繁茂的藏象理论系统。从另一方面来说，我们研究、认识和理解藏象理论，就不能单单着眼于如今看到了藏象理论概念、定义，而是要把其内容放大到整个历史进程中去理解和认识，才能够尽量全面地把握其中不同学说的内涵意义及现实价值，也才能够进一步汲取其中适用于现代不同地域、不同疾病需求的有效内容来指导实践。

二、文化因素是必然要考虑的藏象理论发展动因

文化的意义是宽泛的，正如上述，不论是社会境况、人文背景、生产水平、官方意志乃至疾病谱改变或医学学科内部氛围等均能独立或共同构成文化现象。因此，从文化角度探究藏象理论发展演化是十分困难的。但是，中医学理论的形成是对医学行为成功经验的总结，除了要考虑真实还原原貌，反映医疗实践过程中取得成功的技术、方法、心得、认识等内容以外，还要考虑理论的客观性、传播的普适性等因素。因此，只有通过综合复杂的思辨过程才能形成真正指导实践且传播广泛的理论体系。故而，中医学理论的形成就不能仅仅立足于临床实践、实验观察，还需要一定的思维模式来推论，表达方式来阐发，治学方式来切入研究角度，内容层次来展现逻辑关系等必要条件。而这些诸如思维、语言、治学等理论形成的必然要素正是不同时代文化背景下

的产物。如前所述，因藏象理论所服务的诸如疾病谱改变等现实医学需求都是与社会文化背景息息相关的，所以文化因素必然是我们研究理论发展过程中不可回避的研究角度之一。

但要知道，文化作为模糊的概念，几乎凡事万物及其相关现象均可纳入文化范畴。因此，我们立足文化角度而紧扣基础层次展开研究，主要把藏象理论历代演化发展过程中的理论思维来源、著述内容特征、语言表达方式、医者治学方式作为考察对象，宏观而有针对性地切入促使理论形成的主要哲学思想源流、突出社会主流意识、凸显医学发展氛围及实际医疗现实需求等或独立或共同构筑的文化现象进行解析，初步完成了对藏象理论与中医文化的相关研究。

三、三个主要方向的文化因素促进了藏象理论的发展演化

基于上述，促进包括藏象理论发展的文化因素主要在于三个大的方向，一是现实需求，包括官方意志主导下的社会主流意识形态（两汉经学、隋唐大同思想、宋明理学、乾嘉学派等）、社会生产力发展水平、百姓实际的健康需求及生活或思想诉求、不同时代的文化氛围、外来文化的渗透等医学外部方向；二是学科需要，随着中医学自身学科不断发展产生的新发现、新技术、新的研究角度以及新的疾病变化等医学内部方向；三是思想文化导向，包括不同时期具有代表性的哲学思想、哲学家及文化传播者为适应自然变化、社会需求而阐发弘扬的思想文化，如象数学说、气一元论学说、阴阳五行学说、太极之理、西方哲思等思想文化内容。这三个方向的文化因素并非截然独立，在一定程度上也是互相影响、启发、促进而彼此交织不清，它们共同促进着藏象理论乃至整个中医学理论不断地发展演化。换句话说，从文化角度研究中医学理论发展的问题就不能够只着眼于某一文化思想因素，而要宏观整体地考量历史条件、外部因素，再综合思想文化内容，

才最终等得出结论，这些结论成就了我们的全部内容。

四、中医学理论的创新和发展离不开对思想文化的汲取和转化

综上可知，藏象理论与中医文化作为本著作的主题，其研究面对的对象、内容是复杂繁多的，在我们看来，从根本上主导藏象理论等中医学理论得到发展创新的核心因素实际上仍可归根于中国传统思想文化的影响、渗透和指导。因为，以中国哲学思想为主要内容和依据的传统思想文化的产生，其本旨就是先哲贤人在认识世界、解构人生、改造自然、服务生活等过程中产生的一系列思维模式、认识观、方法论。对这些内容积极地汲取和吸收才使中医学理论有着契合现实需求、符合普世价值的特征。同时，即使是许多源自服务阶级意识而具有高于现实生活的哲学思维被吸收进医学领域内，因为经历了医学实践的淬炼，也嬗变成可以指导实践的哲学思想。如两汉经学倡导"天人合一"，以天道喻王道，旨在弘扬君主的天理性。但医学理论吸收了其阐发观点的象数思维、五行生克及阴阳等学说后，逐步改造其为符合医疗实践的医学理论，把绝对的"天人合一"思想糅合转化为描述人体生理、病理与自然息息相应的"天人相应"观。不仅为医学描述提供了理论推导的说理工具，而且使得原本单纯的哲学思想能够结合医学实证观察而具有实践作用。换句话说，文化使中医学理论具有了与时俱进、高瞻远瞩的哲学思辨和说理工具作用，同时中医学对文化的吸收和改造又赋予了其更多的现实意义。

总而言之，我们认为，中医学理论作为成熟早、内容多、实践性强的医学理论，除了不断地受社会文化影响而不断革新变化，其自身也善于积极地汲取文化源泉而能主动地寻求改变、创制新说，使文化与中医学的糅合互参而彼此相得益彰、互促充实、互相启发，中医学理论的发展与创新离不开其对思想文化的汲取和转化，它们共同构成

了中国灿烂的传统文化内容。

五、问题与展望

尽管本研究目前已初步完成，但仍存在一定的问题，如对五运六气思想内容及其对藏象理论影响的研究尚缺；对刘完素、严用和、清代温病学家、其他中西汇通学派医家及近现代医家等的藏象观及其思想文化背景的研究和发掘尚缺；对现代文化背景下藏象理论的演化发展研究发掘不够深入等。因为技术方法的缺失和资料的不足，这些问题将在后续研究中不断完善。

通过对藏象理论及其理论发展演化背后的中医文化进行研究和剖析，旨在寻求中医学基础理论研究与中医药文化研究的结合点，希望能给中医学理论研究及文化研究提供新的视角和思路，通过这一著作的初步探索的尝试，对中医基础理论研究、创新与发展过程中相对忽视的文化角度考量和探讨提供启发性的思路，意在凭借该著作的研究在一定程度上为中医药理论及其所蕴含的中医文化精髓的传播、传承添砖加瓦，并希望或许可凭借这一研究方法启发新的中医药理论研究思路；同时也希望未来的中医药文化相关研究能够更多地围绕中医理论等医学核心内容展开，从而言之有物、言之有据、言之有用。

参考文献

［1］冯友兰.中国哲学简史 [M].北京：北京大学出版社，1985.

［2］王旭东.中医文化价值的基本概念及研究目标 [J].医学与哲学,2013,34
(4A):8-10.

［3］王平.儒家思想对《黄帝内经》藏象理论的影响 [J].光明中医,2011,26
(3):431-432.

［4］张宇鹏，杨威，刘寨华.藏象学理论体系框架探讨 [J].中国中医基础医学
杂志,2007, 13（3）: 168-179.

［5］白鸿，沈欣，吴建林.藏象研究思路与方法探析 [J].中国中医基础医学杂
志，2012,18(2):121-123.

［6］陈少宗.中医科学与中医文化有关问题的思考 [J].医学与哲学,2013,
34(4A):1-3.

［7］郑晓红.试论中医文化的核心价值体系及其普世价值 [J].中国中医基础医
学杂志，2012,18(1):108-109.

［8］钱成辉，王庆其.中医藏象学 [M].上海：上海中医学院出版社，1987.

［9］严世芸.中医学术发展史 [M].上海：上海中医药大学出版社，2004.

［10］郭齐勇，冯达文.新编中国哲学史 [M].北京：人民出版社，2004.

［11］吴爱华，易法银，胡方林.藏象学说百年概述 [J].湖南中医学院学报，
2005,25（3）: 29-30.

［12］上海中医学院，中医年鉴 [M].北京：人民卫生出版社，1984.

［13］浙江省中医药研究院文献研究室. 中西医汇通研究精华 [M]. 上海：上海中医学院出版社，1993.

［14］孙广仁. 藏象的概念及其生成之源 [J]. 中医研究，1997，10(5)：1-5.

［15］盛岩松，王敏. 藏象理论的溯本求源 [J]. 黑龙江中医药，2008，（2）：4-5.

［16］王颖晓. 藏象之"象"含义探析 [J]. 上海中医药大学学报，2006，20(4)：45-47.

［17］白云静，孟宪林. 从五行互藏探讨五藏互藏理论 [J]. 国医论坛，2002，17(1)：14-16.

［18］孙尚拱. 用统计方法检验中医藏象（五行）学说 [C].2003 中国现场统计研究会第十一届学术年会论文集（下）. 北京：中国现场统计研究会，2003：23-30.

［19］刘可勋. 中医藏象理论研究思路和方法的再探讨 [J]. 中医研究 .1996,9(3)：1-4.

［20］张其成，李艳. 中医药文化研究的意义及其战略思考 [J]. 中华中医药杂志，2006，21(2)：67-70.

［21］冯春. 对传统中医文化现状的认识及其发展建议 [J].学习与实践，2007，5：151-154.

［22］李海英. 从文化认同看中医发展 [J]. 中医药文化 ,2010,2：21.

［23］普利高津. 从混沌到有序 [M]. 上海：上海译文出版社，1987.

［24］郑晓红，王旭东. 中医文化的核心价值体系与核心价值观 [J]. 中医杂志，2012,53（4）：271.

［25］张其成，刘理想，李海英. 近十年来中医药文化发展回顾 .[J]. 中医药文化，2009，4(1)：1.

［26］薛公忱. 中医文化溯源 [M].南京：南京出版社，1993.

［27］北京中医药大学中国哲学教研室. 中国哲学史 [M].北京：北京大学出版社，2003.

［28］马伯英. 中国医学文化史 [M].上海：上海人民出版社，1994.

［29］任继愈.中国哲学史 [M].北京：人民卫生出版社，1963.

［30］任秀玲.论中医学的理论医学特征 [J].中华中医药杂志，2006,21（6）：323-325.

［31］臧笑薇，孙广仁.试论中医学整体观念构建的哲学基础 [J].山东中医药大学学报，2004，28（5）：336-337,341.

［32］孙广仁.中国传统医学丛书·中医基础理论 [M].北京：科学技术出版社，1994.

［33］张宗明.中医文化复兴是推动中医振兴的根本途径——访全国著名中医文化专家张其成教授 [J].南京中医药大学学报（社会科学版），2011，12（1）：1-8.

［34］张宗明.中国传统文化是中医学的根——访南京中医药大学中医文化教育专家吉文辉教授 [J].南京中医药大学学报（社会科学版），2011，12（4）：187-193.

［35］常存库.中医文化：它的思想、理论和技术 [J].中医药学报，2009,37（4）：3-8.

［36］刘理想.略论中医文化与中医医学科学的关系 [J].医学与哲学（人文社会医学版），2009，30（4）：70.

［37］朱红英.传统中医文化的现代价值 [J].医学与社会，2009，22（11）：24-25.

［38］潘朝曦.皮之不存，毛将焉附？-谈传统文化与中医教育的关系 [J].中医药文化,2008,3(1)：22-23.

［39］刘可勋.《内经》藏象学说中的各家观点 [N].中国中医药报,2007-6-4（5）.

［40］鞠宝兆.《内经》藏象理论的社会官制文化特征 [J].中国中医基础医学杂志，2005,11(2)：96-102.

［41］何清湖.解读中医—青年学者对中医本质和发展的思考 [M].北京：人民军医出版社，2012.

［42］王琦.取象运数的象数观 [J].中华中医药杂志，2012，27（2）：410-411.

［43］冀昀 . 左传（上册)[M]. 北京：线装书局 ,2007.

［44］张宗明，赵峰 . 自然辩证法概论 [M]. 北京：科学出版社 ,2003.

［45］徐子宏译注，周易全译 [M]. 贵阳：贵州人民出版社 ,2009.

［46］张其成 . 东方生命花园——易学与中医 [M]. 北京：中国书店 ,1999.

［47］李春玲 . 吕氏春秋 [M]. 西宁：青海人民出版社 ,2002.

［48］张其成 . 中医哲学基础 [M]. 北京：中国中医药出版社 ,2004.

［49］高明 . 大戴礼记今注今译 [M]. 北京：商务书馆，1977.

［50］（汉）刘安撰 . 白话淮南子 . 安顺，张文年译 .[M]. 西安：三秦出版社 ,1998.

［51］（宋）王应麟著 . 王应麟著作集成：周易郑康成注 . 郑振峰点校 [M]. 北京：
　　　中华书局 ,2012.

［52］郭洪耀，吴少祯校注，类经 [M]. 北京：中国中医出版社 ,1997.

［53］高立珍，孟彪 . 浅淡《周易》与《黄帝内经》中的象数思维 [J]. 医学与哲
　　　学（人文社会医学版），2010，31（3）：55，80.

［54］何添 . 说文解字形声字探原疑义例释 [M]. 香港：新亚研究所，1993.

［55］方有国 . 四库家藏·礼记正义·4[M]. 济南：山东画报出版社，2004.

［56］王琦 . 气为一元的一元观 [J]. 中华中医药杂志，2012，27（5）：1353–1354.

［57］孙以楷，甄长松 . 庄子通论 [M]. 北京：东方出版社，1995.

［58］吴乃恭 . 儒家思想研究 [M]. 长春：东北师范大学出版社，1988.

［59］边家珍 . 汉代经济学发展史论 [M]. 北京：中国文史出版社，2003.

［60］王琦编 . 中医理论与临床思维研究 [M]. 北京：中国中医药出版社，2012.

［61］卢玉起，郑洪新 . 内经气学概论 [M]. 沈阳：辽宁科技出版社，1984.

［62］任秀玲 .《黄帝内经》建构中医药理论的基本范畴—气（精气)[J]. 中华中
　　　医药杂志，2008，23（1）：53–55.

［63］王玉兴 . 试论中医学的哲学基础——气一元论 [J]. 北京中医药大学学报，
　　　1996,19（3）：12–15.

［64］胡化凯 . 金木水火土：中国五行说 [M]. 深圳：海天出版社 ,2012.

［65］陈节 . 诗经 [M]. 广州：花城出版社 ,2002.

［66］刘英，刘旭．庄子 [M]. 北京：中国社会科学出版社 ,2004.

［67］刘大钧，林忠军．易传全 [M]. 成都：巴蜀书社 ,2006.

［68］许维遹．《吕氏春秋》研究 [M]. 北京：中华书局，2009.

［69］彭裕商．文子校注 [M]. 成都：巴蜀书社 ,2006.

［70］孙相如，何清湖．中医学藏象理论历史演化 [J]. 中华中医药杂志 ,2014,
29(2):365-367.

［71］孙相如，何清湖．探讨关于中医学藏象理论文化基础的研究意义 [J]. 中华
中医药杂志，2014，29（5）: 1304-1307.

［72］高时良．学记研究 [M]. 北京：人民教育出版社，2006.

［73］庞朴．《沉思录》[M]. 上海：上海人民出版社，1982.

［74］冯国超．孔子家语 [M]. 长春：吉林人民出版社 ,2005.

［75］韩路．四书五经全注全译本·第 4 卷 [M]. 沈阳：沈阳出版社，1996.

［76］方立天．中国古代哲学问题发展史（下）[M]. 北京：中华书局 ,1990.

［77］陈书禄．中国文化通论 [M]. 南京：南京师范大学出版社，2004.

［78］崔高维．周礼 [M]. 沈阳：辽宁教育出版社 ,1997.

［79］张兆裕．诗经 [M]. 北京：中国友谊出版公司，1997.

［80］张卫中．论语 [M]. 杭州：浙江教育出版社，2011.

［81］申笑梅，王凯旋．诸子百家名言名典 [M]. 沈阳：沈阳出版社，2004.

［82］李如辉．发生藏象学 [M]. 北京：中国中医药出版社，2003.

［83］崔钟雷．四书五经 [M]. 长春：时代文艺出版社，2009.

［84］周成华．先秦文学观止 [M]. 长春：吉林大学出版社，2010.

［85］陈明，张丽蓓．胆府为何称中正 [J]. 国医论坛 ,1990,(4):10.

［86］孙汝建．中国优秀传统文化教育读本 [M]. 北京：中国轻工业出版社，2008.

［87］刘占明．《中藏经》在脏腑辨证体系形成中的地位 [J]. 中国中医药现代远
程教育，2011,9（24）: 5-6.

［88］侯云山．智慧中医 [M]. 贵阳：贵州科技出版社，2011.

［89］（汉）华佗撰．中藏经．吴昌国校注 [M]. 南京：江苏科学技术出版社，1985.

［90］薛五更.《中藏经》脏腑辨证八纲概略 [J]. 中国中医药现代远程教育，2011,9（24）：11.

［91］孙光荣.华佗《中藏经》导读揩拭尘封明珠解读医家宝典——试析《中藏经》其书与其学术经验 [J]. 中国中医药现代远程教育,2011, 10（1）:3-16.

［92］李聪甫.中藏经语译 [M]. 北京：人民卫生出版社，1990.

［93］曾铺霏.《中藏经》学术思想的源流初探 [J]. 中国中医药现代远程教育，2011,9（24）：8-9.

［94］叶平编.国学经典：春秋繁露 [M]. 郑州：中州古籍出版社,2010.

［95］庞朴.稂莠集——中国文化与哲学论集 [M]. 上海：上海人民出版社，1988.

［96］谭春雨.《中藏经》理论传承及成书时间探考 [J]. 中医文献杂志，2009，（1）：33-35.

［97］袁长津.辨证论治的内涵及其发展 [J]. 湖南中医杂志，2011,27（3）：44-45.

［98］王琦.中医藏象研究与临床 [M]. 北京：中国中医药出版社,2012.

［99］朱文锋.从《金匮要略》看张仲景的辨病论治思想 [J]. 湖南中医学院学报,1999，19(3)：24-25.

［100］徐一慧，张维波，黄涛，等.汉末思想嬗变对《伤寒杂病论》的影响 [J]. 医学与哲学 (人文社会医学版),2008,29(6)：66-67.

［101］吴根有.中国社会思想史 [M]. 武汉：武汉大学出版社，1997.

［102］齐豫生.中华文学名著百部 (第37部)[M]. 乌鲁木齐：新疆青少年出版社，2000.

［103］曹贵珠.恒动观是《伤寒论》理论的基本思想 [J]. 江苏中医，1992,(1)：28-30.

［104］夏小军.张仲景辨证论治学术思想初探 [J]. 中医药学刊，24（7）：1218-1219.

［105］杨勇，吴晓丹，张林.《千金方》肝虚寒方组方用药规律及特色浅析 [J]. 陕西中医学院学报，2010, 33（6）：31-32.

［106］金芷君.《千金要方》内科脏腑病证辨治特点 [J]. 上海中医药大学学报，
2008，22（4）：35–38.

［107］王琦. 中医藏象学 [M]. 北京：人民卫生出版社 ,2012.

［108］李良松. 略论孙思邈的知识结构和学术研究方法 [J]. 医古文知识，1997，
（4）：4–7.

［109］张文俊. 德性智慧的开启《周易》伦理思想研究 [M]. 北京：中国社会科
学出版社，2011.

［110］张继，沈澍农. 佛家语中医文化基因解读 [J]. 江苏中医药，2014,45（1）：
5–7,25.

［111］吕思勉. 两晋南北朝史 [M]. 上海：上海古籍出版社，2005.

［112］贾新燕，姜银平，杜帅，等. 外来医药文化对孙思邈医学思想的研究
 [J]. 黑龙江中医药，2010，（2）：54–55.

［113］魏征.《隋书·高祖本纪下》卷二 [M]. 北京：中华书局 ,1973.

［114］任应秋. 任应秋各家学说 [M]. 北京：人民卫生出版社，2008.

［115］鲁明源.《小儿药证直诀》学术思想要旨 [J]. 山东中医药大学学报，
2009，33（4）：325–326.

［116］陈刚，王平. 浅议"五行互藏"理论 [J]. 湖北中医学院学报，2003,5(3):5–7.

［117］王玉兴，段荣蓉，曾又佳.《小儿药证直诀》藏腑辨证方法初探 [J]. 天津
中医药，2006，23（3）：216–218.

［118］杨立华，杨柱才，方旭东. 中国儒学史 (宋元卷)[M]. 北京：北京大学出
版社，2011.

［119］张兵.《洪范》诠释研究 [M]. 济南：齐鲁书社，2007.

［120］（元）脱脱. 宋史（第 1–12 册）[M]. 北京：中华书局，1977.

［121］肖荣. 北宋医理进展及渊源考述：以五藏辨证体系为线索 [J]. 医学与哲
学，2014，35（1A）：88–90.

［122］卢红蓉. 张元素脏腑病机特点研究 [J]. 中华中医药杂志，2010,25（8）：
1178–1179.

［123］李大钧，吴以岭．易水学派研究 [M]．石家庄：河北科学技术出版社，1993．

［124］（元）脱脱．金史 [M]．北京：中华书局,1975．

［125］谷建军，庄乾竹．中医脏腑辨证的形成与发展源流 [J]．世界中西医结合杂志，2011，6（5）：372-374．

［126］白兆芝．易水学派宗师张元素 [M]．北京：中国科学技术出版社,1990．

［127］杨雪梅．《医学启源》与脏腑辨证 [J]．天津中医药，2004，21（1）：47-49．

［128］何清湖，周慎．中华医书集成：综合类一第二十二册医学启源 [M]．北京：中医古籍出版社,1999．

［129］张再康，张紫微．河间学派和易水学派形成发展过程中的异同比较 [J]．中医杂志，2012，(15)：1339-1340．

［130］吴光编．黄宗羲全集第6册宋元学案4．魏得良校 [M]．杭州：浙江古籍出版社,2012．

［131］刘达科．金朝儒学与文学 [J]．江苏大学学报（社会科学版）.2008，(05)：56-64．

［132］丁光迪．金元医学评析 [M]．北京：人民卫生出版社，1999．

［133］罗天益．卫生宝鉴 [M]．北京：人民卫生出版社，1963．

［134］田合禄．李东垣创作《脾胃论》的大纲 [J]．中医临床研究，2014，(12)：11-13．

［135］湖南省新医药学研究所．《脾胃论》注释 [M]．北京：人民卫生出版社，1976．

［136］刘瑞，鲍艳举，花宝金．"金元四家"对气机升降理论的认识 [J]．辽宁中医杂志，2014，(02)：241-242．

［137］李经纬，林昭庚．中国医学通史古代卷 [M]．北京：人民卫生出版社，2000．

［138］杨雪梅，李德杏，王玉兴．金元时期脏腑辨证学说发展特点研究 [J]．天津中医药大学学报，2006，(02)：62-65．

［139］（清）张廷玉撰，明史 [M]．长春：吉林人民出版社,1995．

［140］（明）李濂辑．李濂医史．俞鼎芬等校注 [M]．厦门：厦门大学出版社,1992．

[141] 张章. 说文解字 [M]. 北京：中国华侨出版社，2012.

[142] 戴思恭. 推求师意 [M]. 南京：江苏科学技术出版社，1984.

[143] 张宇鹏. 金元时期藏象学新思想的出现及其理论范式的转型 [J]. 中国中医基础医学杂志，2008，(11)：810-813,816.

[144] 姚春鹏. 理学格物致知对后期中医学发展的影响 [J]. 中国中医基础医学杂志，2007，(06)：476-477.

[145] 潘富恩. 程颢程颐理学思想研究 [M]. 上海：复旦大学出版社，1988.

[146] 朱熹注. 四书集注 [M]. 南京：凤凰出版社，2008.

[147]（明）宋濂撰，元史 [M]. 上海：中华书局，1976.

[148] 赵鸿君. 格畅致知论的发展及其对中医认识论的影响考辨 [J]. 实用中医内科杂志，2003，(03)：245.

[149] 周敦颐. 周子通书 [M]. 上海：上海古籍出版社，2000.

[150] 孟庆云. 宋明理学对中医学理论的影响 [J]. 中华医史杂志，2002,32（3）：131-134.

[151] 尚力. 理学动静观对金元医家的学术影响 [J]. 上海中医药杂志，2009，(01)：66-67.

[152]（宋）黎靖德编. 朱子语类. 杨绳其，周娴君校点 [M]. 长沙：岳麓书社，1997.

[153] 黄婉怡. 从《内经》阴阳之理探析朱丹溪"阳有余阴不足"思想 [J]. 江苏中医药，2010,42（11）：3-5.

[154] 何清湖，周慎. 中华医书集成：综合类二第二十三册明医杂著 [M]. 北京：中医古籍出版社，1999.

[155] 陈自明.《校注妇人良方》注释. 薛已，许润三校注 [M]. 南昌：江西人民出版社，1983.

[156] 姜春华. 历代中医学家评析 [M]. 上海：上海科学技术出版社，1989.

[157]（明）薛己撰. 薛氏医案. 张慧芳，伊广谦校注 [M]. 北京：中国中医药出版社，1997.

[158]陈大舜，万碧芳.中医各家学说 [M].武汉：湖北科学技术出版社，1989.

[159]何清湖，周慎.中华医书集成：内科类一第十册内科摘要 [M].北京：中医古籍出版社,1999.

[160](宋）周守忠原撰.历代名医蒙求 [M].济南：齐鲁书社，2013.

[161]张宇鹏，杜松，尹玉芳.孙一奎学术思想渊源探析 [J].中国中医基础医学杂志，2015,21（5）：491-493.

[162]何清湖，周慎.中华医书集成：医论医话医案类一第二十册医旨绪余[M].北京：中医古籍出版社,1999.

[163]何清湖，周慎.中华医书集成：综合类四第二十五册赤水玄珠 [M].北京：中医古籍出版社,1999.

[164]何清湖，周慎.中华医书集成：医经类一第一册难经正义 [M].北京：中医古籍出版社,1999.

[165]冯天瑜，杨华，任放.中国文化史 [M].北京：高等教育出版社,2005.

[166]郭齐勇.中国哲学史 [M].北京：高等教育出版社,2006.

[167]周敦颐.周濂溪集 [M].北京：中华书局，1985.

[168]马杰，严世芸.刍议金元以降学术争鸣中的"补偏救弊" [J].中医杂志，2012,53（9）：729-732.

[169]陈梦赉.中国历代名医传 [M].北京：科学普及出版社,1987.

[170]姚春鹏.理学太极论与赵献可的命门真主说 [J].中医杂志，2009,50:37-38.

[171]何清湖，周慎.中华医书集成：医论医话医案类一第二十册医贯 [M].北京：中医古籍出版社,1999.

[172]张宇鹏.略论明代命门三家学说 [J].现代中医药，2011,31（1）：45-48.

[173]朱汉民，肖巍.张景岳医哲思想的理学渊源 [J].现代哲学，2007，（6）：117-122.

[174]王玉生编.类经图翼·类经附翼评注 [M].西安：陕西科学技术出版社，1996.

［175］何清湖，周慎.中华医书集成：综合类七第二十八册景岳全书 [M]. 北京：中医古籍出版社 ,1999.

［176］徐仪明.简论明代医家的"太极"说 [J]. 南京中医药大学学报（社会科学版），2001,2（2）：62.

［177］尚力.理学对张介宾"阴阳一体"思想的影响 [J]. 上海中医药大学学报，2009,23(5):17-18.

［178］何丽娟，初杰，宋囡.从左归丸与右归丸探究张景岳之阴阳观 [J]. 中医杂志，2014,55（1）：83-85.

［179］薛松，张其成.论《太极图说》对张景岳医学思想的影响 [J]. 吉林中医药 ,2007,27（12）：1-2.

［180］(宋）邵雍撰.皇极经世书 [M]. 北京：九州出版社，2012.

［181］(宋）张载著.张载集.章锡琛点校 [M]. 北京：中华书局，1978.

［182］何清湖，周慎.中华医书集成：综合类六第二十七册医宗必读 [M]. 北京：中医古籍出版社 ,1999.

［183］李如辉."脾为后天本"理论的发生学探讨 [J]. 中医研究，2007，20(01)：1-2.

［184］张艳，张国霞.李中梓"肾为先天本，脾为后天本论"探析 [J]. 湖南中医杂志，2015，31(4)：143-144.

［185］鲁兆麟，陈大舜.中医各家学说 [M]. 北京：中国协和医科大学联合出版社，1996.

［186］吴小明，李如辉."肝肾同寄相火"的发生学考察 [J]. 福建中医药，2004，35(06)：42-44.

［187］张慰丰.中西医文化的撞击 [M]. 南京：南京出版社，2012.

［188］刘玉玮，温武兵.论王清任医学理论体系源于解剖学 [J]. 中医文献杂志 ,2002,(4)：11-12.

［189］王浩中，董斌，沈宏春，等.从《医林改错》谈王清任的学术创新 [J]. 实用中医药杂志 ,2005,(3)：178-179.

［190］严序之 . 张锡纯学术思想源流初探 [J]. 山西中医，2012，(4)：1-3.

［191］柳学洙，陈宝贵，陈慧娟，等 . 谈张锡纯先生的学术特点 [J]. 天津中医药大学学报，2012，(4)：193-197.

［192］乔明琦 . 肝藏象现代研究总体思路、基本目标及主要进展 [J]. 山东中医药大学学报，2005，29(2):135-138.

［193］马民，陈利国 . 论新世纪中医藏象研究思路与方法创新 [J]. 现代中西医结合杂志，2002，11(3):209-210.

［194］王东坡 . 治病求本必先五胜—论王琦教授对藏象学的研究与应用 [J]. 贵阳中医学院学报，2003，25(3)：4-6.

［195］杨洪军，黄璐琦，吕冬梅 . 论中医"藏象"思维模型及其对系统复杂性研究的意义 [J]. 中国中医基础医学杂志，2003，9(5)：15-17.

［196］郭海 . 藏象研究存在的问题与解决方法 [J]. 河南中医，2005，25(10)：10-12.

［197］王米渠，吴斌，严石林，等 . 从分子生物学的角度探讨中医藏象学说的内涵 [J]. 广州中医药大学学报，2002，19(4)：314-315.

［198］钱丽 . 黑箱方法与中医"藏象学说" [J]. 南京中医药大学学报（社会科学版），2004，5(1)：14-17.

［199］章增加 . 关于中医藏象理论若干问题的思考 [J]. 中医杂志，2009, 50(5): 393-396.

［200］王琦 . 论中医理论的特质与路向 [J]. 中国中医基础医学杂志，2005,11(1):4-13.

［201］张宇鹏 .《黄帝内经》藏象学理论体系的主要内容与结构简析 [J]. 中国中医基础医学杂志，2008，14(1):7-9.

［202］蒋宏宾 . 试论中医药文化的学术价值与时代价值 [J]. 南京中医药大学学报，2007,8（2）：64-67.

［203］王旭东 . 文以载道，化以传神——谈中医文献研究的文化拓展功能 [J]. 南京中医药大学学报，2009，10（3）：145-148.